Sherin George
Amarshree Shetty
Amitha Hegde

A clorexidina e o seu papel nas complicações orais induzidas pela quimioterapia

AF524562

Sherin George
Amarshree Shetty
Amitha Hegde

A clorexidina e o seu papel nas complicações orais induzidas pela quimioterapia

ScienciaScripts

Imprint
Any brand names and product names mentioned in this book are subject to trademark, brand or patent protection and are trademarks or registered trademarks of their respective holders. The use of brand names, product names, common names, trade names, product descriptions etc. even without a particular marking in this work is in no way to be construed to mean that such names may be regarded as unrestricted in respect of trademark and brand protection legislation and could thus be used by anyone.

Cover image: www.ingimage.com

This book is a translation from the original published under ISBN 978-3-659-85009-7.

Publisher:
Sciencia Scripts
is a trademark of
Dodo Books Indian Ocean Ltd. and OmniScriptum S.R.L publishing group

120 High Road, East Finchley, London, N2 9ED, United Kingdom
Str. Armeneasca 28/1, office 1, Chisinau MD-2012, Republic of Moldova, Europe
Printed at: see last page
ISBN: 978-620-8-31824-6

Copyright © Sherin George, Amarshree Shetty, Amitha Hegde
Copyright © 2024 Dodo Books Indian Ocean Ltd. and OmniScriptum S.R.L publishing group

ÍNDICE

1. INTRODUÇÃO

A clorexidina é o agente antimicrobiano e antissético mais amplamente estudado nos domínios médico e dentário. Pertence ao grupo das bis-biguanidas dos agentes antimicrobianos, que oferecem a vantagem de propriedades antimicrobianas com baixa toxicidade para o doente devido à fraca absorção através da mucosa. É um agente antimicrobiano com um amplo espetro de atividade e tem encontrado várias aplicações em medicina dentária ao longo das últimas décadas. Numerosos estudos demonstraram que a clorexidina é um agente eficaz na diminuição da carga microbiana na cavidade oral. Isto pode, consequentemente, diminuir as complicações orais frequentemente observadas em crianças submetidas a quimioterapia e transplante de medula óssea para leucemia linfoblástica aguda. Segue-se uma revisão sobre a clorexidina como agente antimicrobiano, as suas várias aplicações em medicina dentária e o seu papel como agente preventivo e terapêutico nas complicações orais que ocorrem na quimioterapia oncológica pediátrica.

2. HISTÓRIA

A clorexidina foi desenvolvida na década de 1940 pela Imperial Chemical Industries, Inglaterra, e comercializada em 1954 como (Hibitane) como desinfetante geral com um amplo espetro antibacteriano contra agentes patogénicos gram positivos e gram negativos (Davies et al. 1954). Desde então, a clorexidina tem sido amplamente utilizada em vários domínios médicos e na desinfeção de campos de operação e no tratamento de queimaduras, etc. Mais tarde, o anti-sético foi mais amplamente utilizado em medicina e cirurgia, incluindo obstetrícia, ginecologia, urologia e preparações pré-cirúrgicas da pele, tanto para o doente como para o cirurgião. A utilização em medicina dentária foi inicialmente para a desinfeção pré-cirúrgica da boca e na endodontia. A primeira utilização da clorhexidina na prática dentária foi na lavagem de locais de operação e na desinfeção de canais radiculares (Cawson & Curson 1959, Birch & Melville 1961, Atkinson & Hampson 1964, Birch et al. 1964). A inibição da placa bacteriana pela clorhexidina foi investigada pela primeira vez em 1969 (Schroeder 1969)[1] , mas o estudo definitivo foi efectuado por Loe e Schiott (1970)[2] . Este estudo demonstrou que o enxaguamento com 10 ml de uma solução de gluconato de clorexidina a 0,2% (dose de 20 mg) durante 10 segundos, duas vezes por dia, na ausência de limpeza normal dos dentes, inibia o crescimento da placa bacteriana e o desenvolvimento de gengivite. Seguiram-se numerosos estudos, de tal forma que a clorexidina é um dos compostos mais investigados em medicina dentária.

3. ESTRUTURA QUÍMICA E FORMAS

A clorexidina é uma formulação de bisbiguanida com propriedades catiónicas.

Molécula simétrica constituída por quatro anéis de clorofenilo e dois anéis de biguanida ligados por uma ponte central de hexametileno.

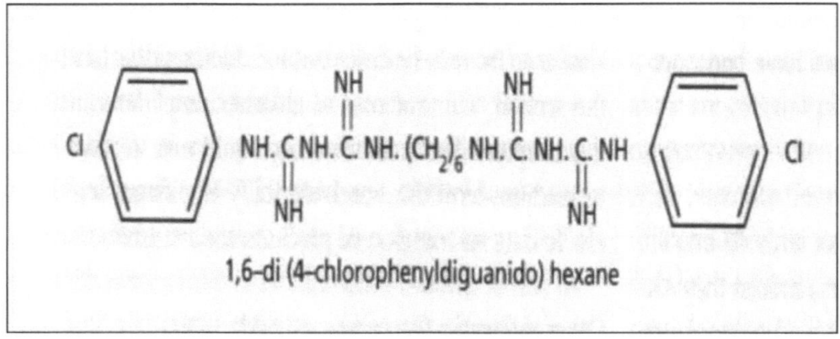

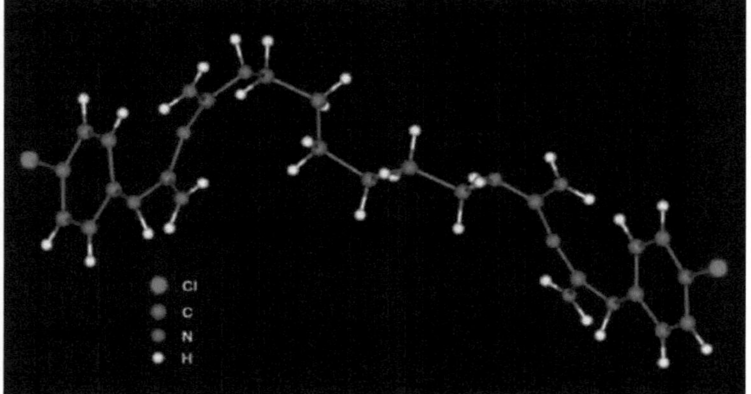

A clorexidina é uma base muito forte e mais estável na forma dos seus sais e é um dicátionico a níveis de pH superiores a 3,5, com duas cargas positivas de cada lado de uma ponte de hexametileno.[3] De facto, é a natureza dicatónica da clorexidina, que a torna extremamente interactiva com aniões, que é relevante para a sua eficácia, segurança, efeitos secundários locais e dificuldades de formulação em produtos.

FORMULÁRIOS

A clorexidina está disponível em três formas, os sais de digluconato, acetato e cloridrato. A maioria dos estudos e das formulações e produtos orais utilizou o sal de digluconato, fabricado como um concentrado a 20% V/V.

Os sais de digluconato e de acetato são solúveis em água, mas o cloridrato é muito pouco solúvel em água.[4]

4. MECANISMO DE ACÇÃO[5]

Propriedades da clorexidina

1. A clorexidina liga-se fortemente a muitos locais na cavidade oral.

2. A clorexidina liga-se mais fortemente a grupos aniónicos (sulfatos, fosfatos, grupos carboxilo).

3. Tem uma substantividade muito boa. É esta substantividade que ajuda a funcionar sob a forma de um dispositivo de libertação lenta e a manter uma presença antibacteriana contínua, em vez de intermitente, que pode restringir a proliferação bacteriana.

4. A molécula de clorexidina ligada será libertada na forma ativa no prazo de 8 a 12 horas. Uma concentração fraca pode ainda ser recuperada após 24 horas. Este efeito bacteriostático prolongado da clorexidina é um complemento importante à elevada atividade bacteriana do antissético.

5. Devido à falta de atividade contra enzimas ou receptores bacterianos específicos, ao atuar de forma generalizada e não no modo antibiótico, há muito menos oportunidades de desenvolvimento de resistência bacteriana.

Aderência

Devido às suas propriedades catiónicas, a CHX apresenta uma afinidade pelas superfícies orais, pela hidroxiapatite das proteínas do esmalte dentário, pela película das superfícies dentárias e pelas proteínas salivares, bactérias e polissacáridos extracelulares de origem bacteriana.

Os estudos sugerem uma libertação lenta do anti-sético das superfícies (Bonesvoli et al. 1974a,b), o que foi sugerido para produzir um meio antibacteriano prolongado na boca (Gjermo et al. 1974).

Isto reforça as acções antibacterianas do medicamento no controlo das cáries e da doença periodontal (Loe 1973; Schiott et al 1972 & 1976; Briner et al 1980).

Uma vez adsorvida, a CHX apresenta uma ação bacteriostática persistente que dura mais de 12 horas (Schiott et al. 1970). (Davies et al. 1970), foi sugerido que a inibição da placa bacteriana deriva apenas da clorexidina adsorvida à superfície dentária (Jenkins et al. 1988).

É possível que a molécula se ligue à película através de um catião, deixando o outro livre para interagir com as bactérias que tentam colonizar a superfície do dente. (Jenkins et al, 1988) Este mecanismo seria, portanto, semelhante ao associado à coloração dentária.

Substâncias aniónicas, como pastas dentífricas à base de lauril sulfato de sódio, reduzem a inibição da placa bacteriana pela clorexidina se forem utilizadas pouco tempo depois dos bochechos com o anti-sético (Barkvoll et al. 1989).

A capacidade da clorexidina para se adsorver em superfícies com carga negativa, como as paredes celulares bacterianas, onde exerce os seus efeitos bacteriostáticos e bactericidas.

A clorexidina liga-se a diferentes elementos com carga aniónica na cavidade oral e mantém a sua atividade antibacteriana durante várias horas

A interação da clorexidina noutros locais para além das superfícies dentárias é importante para o efeito antiplaca da clorexidina.

Adsorção (Farmacodinâmica da clorhexidina na cavidade oral)

A clorexidina deriva a sua invulgar eficácia antiplaca da sua capacidade de adsorver (aderir) a substâncias aniónicas (hidroxiapatite, película, glicoproteína salivar e membrana mucosa). Bonesvoll et al., utilizando CH marcado com radioatividade (anel de 14 C), determinaram que aproximadamente 30% do agente era retido após enxaguamento com 10 ml de CH a 0,2% durante um minuto. A clorexidina ligada foi subsequentemente libertada durante um período de 8 a 12 horas e concentrações fracas puderam ser encontradas na saliva durante 24 horas. A libertação lenta do agente dos locais de retenção proporciona um efeito bactericida prolongado. É retido nas superfícies orais por ligação eletrostática reversível, sendo subsequentemente libertado lentamente dos locais de retenção à medida que a concentração na saliva diminui e a concentração relativa de cálcio salivar concorrente aumenta.(ref sp bound book)

2% CHX -----> Mouth rinsing ------> 3% swallowed ------> 30% retained

(10 ml) -----> 67% expectorated

Atividade antiplaca

Um agente antiplaca ideal actuaria através de vários mecanismos aplicáveis e exibiria certas propriedades específicas necessárias para uma eficácia máxima do medicamento. Entre elas estão

> Prevenção da adesão bacteriana

> Perturbação de massas bacterianas pré-formadas

> Manutenção de um estado de atividade antimicrobiana

A clorexidina parece preencher todos os critérios, o que explica a sua eficácia antiplaca superior.

A excecional atividade antiplaca da clorexidina pode ser atribuída à sua capacidade de se adsorver às superfícies dentárias e de as dessorver gradualmente, proporcionando, com efeito, uma libertação temporizada do agente antimicrobiano.

A clorexidina liga-se à mucosa oral, possivelmente através da camada mucosa que reveste a mucosa, e é consequentemente retida na cavidade oral durante horas. Há indícios de que isto é conseguido através da adsorção da clorexidina a grupos carboxilo residentes na superfície da mucosa e da deslocação gradual da superfície pelo cálcio segregado pelas glândulas salivares.

Até 30% da clorexidina contida num enxaguamento oral pode ficar retida na cavidade oral após uma única lavagem da boca, com uma semi-vida de retenção de 63 minutos e quantidades residuais detectáveis até uma semana mais tarde.

Rolla apresentou uma explicação detalhada para a excelente atividade da clorhexidina. Sugeriu que a interrupção ou prevenção da formação das pontes de cálcio necessárias para a adesão bacteriana pode ser conseguida através da aplicação de agentes que têm uma maior afinidade pelo grupo ácido na matriz da placa do que o cálcio e deslocam o cálcio desses grupos e/ou

Quelantes e outras substâncias que têm uma elevada afinidade com o cálcio

A película é composta por grupos ácidos, enquanto as bactérias, regra geral, têm uma superfície com carga negativa. A carga negativa da superfície bacteriana atrai o cálcio, o catião bivalente predominante na saliva. A adsorção do cálcio à película através dos grupos ácidos favorece então a adsorção das bactérias. A nível molecular, formam-se pontes de cálcio que ligam os grupos ácidos da película à superfície da célula bacteriana.

A clorexidina é muito ativa ao adsorver-se aos grupos negativos na superfície das células bacterianas, impedindo assim que as bactérias adiram à superfície da película do dente. Para além disso, a clorexidina tem o potencial de deslocar o cálcio dos grupos de sulfato na placa bacteriana, perturbando a estrutura da placa estabelecida.

MECANISMO DE INIBIÇÃO DA PLACA BACTERIANA

O mecanismo de ação antiplaca da clorexidina baseia-se na interação da sua carga positiva com locais de carga negativa na cavidade oral, nomeadamente a placa bacteriana, as bactérias salivares, a superfície dentária e as glicoproteínas salivares. Devido a esta propriedade catiónica, a clorexidina inibe todas as fases da formação da placa bacteriana.

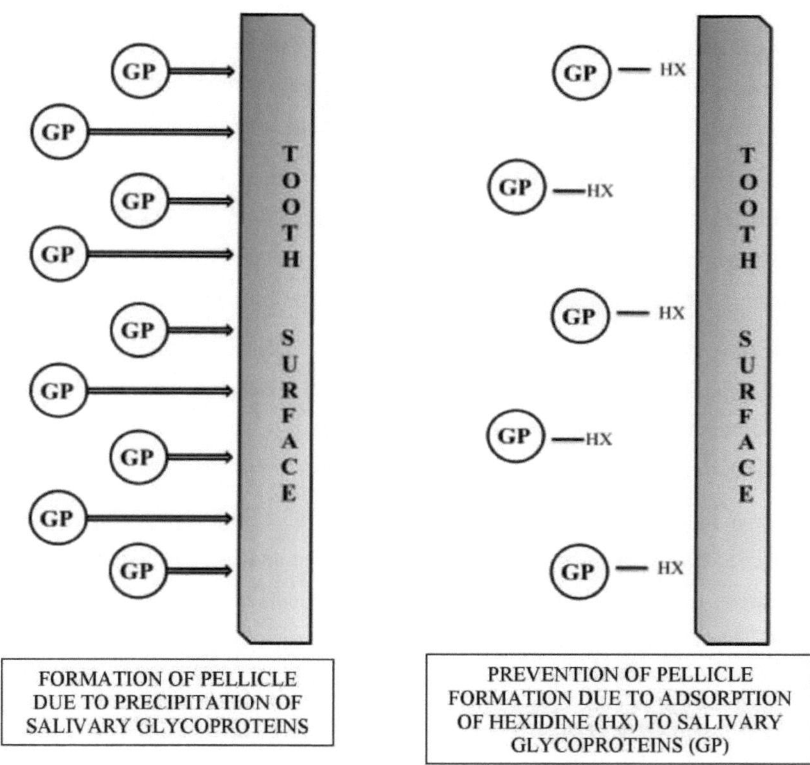

FORMATION OF PELLICLE DUE TO PRECIPITATION OF SALIVARY GLYCOPROTEINS

PREVENTION OF PELLICLE FORMATION DUE TO ADSORPTION OF HEXIDINE (HX) TO SALIVARY GLYCOPROTEINS (GP)

Atividade antimicrobiana

A clorexidina é uma substância antibacteriana potente, mas isso também não explica a sua ação antiplaca. O antissético liga-se fortemente às membranas das células bacterianas. Em baixas concentrações, isto resulta num aumento da permeabilidade com fuga de componentes intracelulares, incluindo o potássio. Em concentrações elevadas, a clorexidina provoca a precipitação do citoplasma bacteriano e a morte celular. Na boca, a clorexidina adsorve-se facilmente à superfície, incluindo os dentes revestidos de película. Uma vez adsorvida, ao contrário de alguns outros anti-sépticos, a clorexidina apresenta uma ação bacteriostática persistente que dura mais de 12 horas.

A clorexidina tem duas cargas positivas de cada lado, a molécula liga-se à película por um catião deixando o outro livre para interagir com as bactérias que tentam colonizar a superfície do dente. Este mecanismo seria, portanto, semelhante ao associado à coloração dos dentes. Também explicaria porque é que substâncias iónicas, como as pastas dentífricas à base de lauril sulfato de sódio, reduzem a inibição da placa bacteriana pela clorexidina, se usadas logo após os bochechos com o anti-sético (Barkvol et al, 1989). De facto, um estudo mais recente demonstrou que a inibição da placa bacteriana pelos enxaguamentos bucais com clorexidina é reduzida se a pasta dentífrica for utilizada imediatamente antes ou imediatamente após o enxaguamento.

O gluconato de clorexidina é eficaz contra uma vasta gama de bactérias vegetativas gram positivas e gram negativas, leveduras, fungos, anaeróbios e aeróbios facultativos e certos vírus como o VIH. Não é eficaz contra esporos. A sua atividade não é seriamente afetada pela presença de matéria orgânica. Foi demonstrado que pode reduzir a flora bacteriana salivar em 85 - 95%.

A clorexidina tem o potencial de alterar a flora microbiana oral. Quando a flora foi avaliada após o tratamento da superfície gengival com um gel contendo clorhexidina durante 2 semanas, as proporções de Bacteroides melanogenicus e Actinomyces viscosus, duas espécies associadas à doença periodontal, foram suprimidas.

Os microrganismos com elevada suscetibilidade à clorexidina incluem alguns Staphylococci mutans, Streptococcus salivarius, Candida albicans, E. coli, Selenomonas e bactérias propiónicas anaeróbias. O Streptococcus sanguis tem uma suscetibilidade moderada. Os microrganismos com baixa suscetibilidade à clorexidina incluem estirpes de proteus, pseudomonas, klebsiella e cocos gram-negativos.

MECANISMO DE ACÇÃO ANTIBACTERIANA

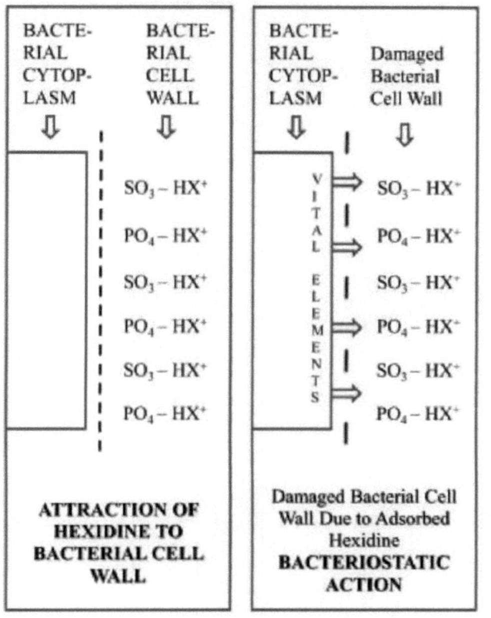

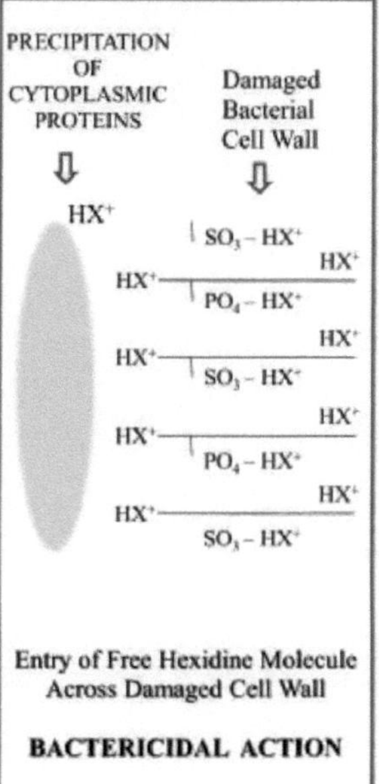

Adsorção a bactérias

A parede celular bacteriana contém muitos grupos carregados negativamente, por exemplo, sulfato (SO3) e fosfato (PO4), aos quais a molécula de clorexidina (CHX+) se adsorve. Alguns estreptococos parecem reter clorexidina adicional nas suas cápsulas extracelulares de polissacarídeos. Este facto pode estar relacionado com a elevada sensibilidade dos estreptococos orais à clorexidina.

Danos na barreira celular

Na parede celular, a clorexidina causa danos irreversíveis à sua integridade e perturba o mecanismo de permeabilidade. Os elementos vitais da célula escapam e as substâncias nocivas podem entrar na célula. Esta situação ocorre a baixas concentrações de clorexidina e explica a sua ação bacteriostática.

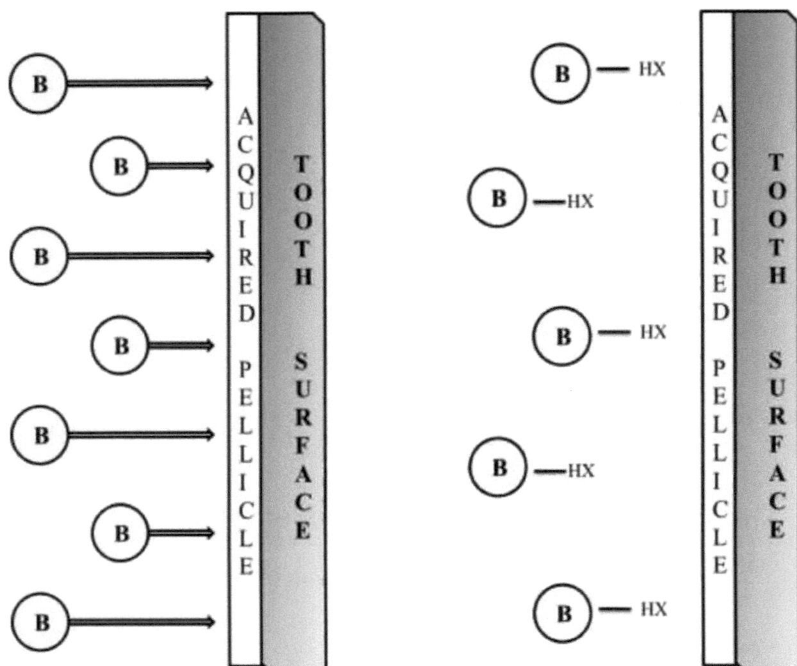

> *Ao revestir as bactérias salivares com moléculas de clorexidina, a adsorção das bactérias à superfície dentária é impedida.*

> *Ao deslocar o cálcio que está envolvido na colagem dos componentes da placa, as moléculas de clorexidina dispersam a placa recém-formada, impedindo assim a maturação da placa.*

> *A clorexidina é retida em quantidades letais pela placa bacteriana nos dentes, após um enxaguamento. A ação bactericida da clorexidina reduziria assim a placa bacteriana estabelecida.*

Espectro antimicrobiano

A atividade antibacteriana da clorexidina in vitro não é excecional, mas o espetro de atividade é amplo.

Em geral, as bactérias gram positivas são mais susceptíveis do que as bactérias gram negativas.

O Streptococcus mutans parece ser particularmente sensível **(Emilson 1977)**, enquanto o Streptococcus sanguis, por exemplo, apresenta uma grande variação na suscetibilidade.

O vasto espetro de atividade,

bactérias gram-positivas

bactérias gram-negativas

leveduras

alguns vírus lipofílicos

Schiott et al (1970) referiram que, durante um período de 40 dias, com um tratamento diário com um enxaguamento de 10 ml de solução de CHX a 0,2%, se registou uma redução de 85-90% no número total de aeróbios e anaeróbios presentes.

Emilson (1977) resumiu os efeitos da CHX numa vasta gama de microrganismos orais. Por exemplo: Staphylococci, S. mutans, S. salivarius e E.coli são altamente susceptíveis.

Foi relatado um estudo quantitativo do efeito da clorexidina num certo número de estreptococos da placa bacteriana. Os estreptococos isolados de indivíduos que tinham praticado higiene oral diária com clorexidina durante dois anos e de indivíduos de controlo foram examinados in vitro. Foram retiradas as seguintes conclusões:

Os estreptococos da placa isolados de indivíduos não sujeitos à clorexidina crescem melhor do que os isolados de indivíduos expostos a longo prazo à clorexidina. Isto aponta para uma ação bacteriostática do agente na boca.

A suscetibilidade dos estreptococos da placa bacteriana à clorexidina mantém-se durante a utilização prolongada do material. Este facto contrasta com as observações relativas aos estreptococos salivares.

Os estreptococos da placa mais susceptíveis são as estirpes de S. mutans, milleri e salivarius. S. mitior, faecalis e sanguis são menos susceptíveis. As concentrações inibitórias mínimas para S. mutans, salivarius e milleri são de cerca de 4 µgZml, para S. sanguis, 8 - 16 µgZml e para estirpes de S. mitior 4 a mais de 64 µgZml de clorhexidina.

Os estudos microbiológicos realizados até à data tendem a indicar que a utilização diária e prolongada de clorexidina a um nível organolético e fisiologicamente aceitável não deve produzir efeitos adversos na flora oral em termos de crescimento excessivo de organismos patogénicos ou de alterações na suscetibilidade bacteriana da placa ao agente.

Foram registadas alterações na ecologia microbiana da cavidade oral, envolvendo comparações entre os efeitos da CHX nos microrganismos orais e na placa bacteriana como um todo (Emilson et al, 1972; Schiott, 1973).

Schiott et al (1970) relataram que, durante um período de 40 dias, com um tratamento diário com um enxaguamento de 10 ml de solução de CHX a 0,2%, houve uma redução de 85-90% no número total de aeróbios e anaeróbios presentes na saliva. Observaram também uma redução na população de colónias bacterianas e na colonização das superfícies dentárias. A formação de placa bacteriana não foi observada durante este período de teste no grupo da CHX. No entanto, Schiott conclui que "parece improvável que a inibição da formação de placa seja principalmente o resultado de uma redução da flora salivar".

Johnson e Kenney (1972) referiram que "as aplicações tópicas diárias de gluconato de CHX aquoso a 2% em macacos macaca permitiram o desenvolvimento de quantidades mínimas de placa simples, contendo apenas células epiteliais e cocos Gram positivos". Concluíram que a aplicação tópica diária de CHX inibe significativamente a acumulação de placa bacteriana e mantém uma redução significativa da gengivite em estudos com animais. Emilson (1977) resumiu os efeitos da CHX numa vasta gama de microorganismos orais. Staphylococci, S. mutans, S. salivauus e E.coli são altamente susceptíveis. O Streptococcus sanguis é menos suscetível, e há provas de que a proporção de S. sanguis na placa bacteriana aumenta com a utilização prolongada de CHX. Um estudo anterior de Hamp e Emilson (1973) tinha demonstrado que a placa bacteriana em cães beagle tende a ser composta por organismos resistentes à CHX após seis meses de tratamento com CHX duas vezes por dia. As estirpes de Pseudomonas e Klebsiella requerem concentrações relativamente elevadas de CHX para inibir o seu crescimento, sendo de esperar que a S. sanguis predomine na placa bacteriana com uma terapêutica prolongada com CHX.

Efeito sobre os fungos:

A clorexidina foi considerada eficaz contra Candida albicans invitro (Arskaug et al 1972), e estudos in vivo sobre o efeito na estomatite dentária confirmaram a sua eficácia contra infecções fúngicas no homem (Budtz-Jorgensen & Loe 1972,

Olsen 1974). Além disso, a clorexidina tem sido utilizada com êxito para controlar infecções orais por Candida albicans em crianças gravemente doentes (leucemia) (Langslet et al. 1974).

Lista de bactérias e fungos susceptíveis à clorhexidina

Bactérias Gram positivas

Actinomyces naeslundii

Actinomyces viscosus

Staphylococcus aureus

Streptococcus mutans

Streptococcus sanguis

Lactobacillus acidophilus

Staphylococcus epidermidis

Streptococcus gardonii

Bactérias Gram negativas

Actinobacillus actinomycetemcomitans

Porphyromonas gingivalis

Prevotella intermedia

Eikenella corrodens

Wolinella reta

Aerobacter aerogenes

Escherichia coli

Fusobacterium nucleatum

Klebsiella pneumonia

Leptotrichia buccalis

Pseudomonas aeroginosa

Fusobacterium fusiforme

Fusobacterium polymorphum

Efeito na formação inicial da placa:[6]

Imediatamente após a aplicação de Clorexidina na cavidade oral em concentrações bactericidas, uma quantidade substancial de bactérias é morta. Foi registada uma redução do número de bactérias na saliva de 50% a 90% (Schiott 1973, Schiott et al 1976), no entanto, de acordo com Stalfors (1962), esta redução não seria suficiente para evitar a formação de placa bacteriana. Tendo em consideração a rápida reprodução das bactérias na cavidade oral, calculou que 99% das bactérias teriam de ser mortas duas vezes por dia para prevenir a formação de placa bacteriana. No entanto, devido à substantividade (retenção e libertação sustentada) da clorexidina e compostos relacionados, uma concentração bacteriostática destes medicamentos pode ser mantida na saliva durante várias horas após a aplicação (Bonesvoll e Gjermo 1977). As bactérias numa fase bacteriostática não se multiplicam e a sua atividade metabólica é fortemente inibida, provavelmente prejudicando a sua capacidade de produzir as substâncias necessárias para a adesão. Além disso, a presença de moléculas catiónicas fortes (bisbiguanidas, compostos de amónio quaternário) pode interferir com os mecanismos de adesão não específicos, competindo com, por exemplo, iões de cálcio pelos locais de retenção (Rolla e Melsen 1975, Bonesvoll 1977). Um efeito seletivo sobre algumas das bactérias envolvidas na formação precoce da placa pode também desempenhar um papel neste contexto (Emilson 1977).

Efeito na placa estabelecida[6]

Foi demonstrado que aplicações frequentes (seis vezes por dia) de bochechos de clorexidina (10 ml de clorexidina a 0,2%) provocam a dispersão e a eliminação da placa bacteriana existente (Loe e Schiott 1970). A aplicação tópica de fortes concentrações deste medicamento e de outros agentes antimicrobianos pode ter efeitos semelhantes (Stralfors 1962, Davies et al 1970). Bonesvoll e Olsen (1974) demonstraram que a placa bacteriana presente nos dentes quando a clorexidina era aplicada como um elixir bucal convencional (10 ml de clorexidina a 0,2%) retinha uma quantidade substancial do agente. A clorexidina retida pela placa bacteriana está provavelmente ligada a grupos fosfato nas superfícies bacterianas e a sulfatos em grupos tiol de enzimas bacterianas ligadas à superfície (Oppermann 1980). Verificou-se também que a clorexidina e outras substâncias catiónicas e iões metálicos inibem a produção de ácido na placa bacteriana estabelecida em condições experimentais em seres humanos. Verificou-se que a duração deste efeito depende da capacidade do agente para ser retido na cavidade oral e na placa bacteriana e também da sua taxa de libertação dos locais de ligação (Oppermann 1979, 1980, Oppermann e Gjermo 1980).[10,34] Para além de

O efeito esperado de inibição de cáries da Clorexidina tem apoio em experiências clínicas (Loe et al 1972, Zickert et al 1982), mas os mecanismos por detrás do efeito ainda não são conhecidos. No entanto, parece que a presença e a quantidade de S mutans podem ser utilizadas com sucesso para fins de rastreio para selecionar indivíduos de alto risco e para avaliar o efeito do tratamento antibacteriano destinado a estabelecer uma flora oral não-cariogénica (Emilson 1977).

Em resumo, existem três mecanismos possíveis sugeridos para a ação antiplaca da clorhexidina

1. O bloqueio eficaz dos grupos ácidos das glicoproteínas salivares reduz a sua adsorção à hidroxiapatite e a formação da película adquirida;

2. A capacidade das bactérias para se ligarem às superfícies dentárias pode ser reduzida pela adsorção da clorexidina aos polissacáridos extracelulares das suas cápsulas ou glicocálices; este mecanismo é de particular interesse, uma vez que outros estudos demonstraram que, quando a sacarose é adicionada a suspensões bacterianas in vitro, o efeito antibacteriano da clorexidina é efetivamente reduzido. A produção de polissacáridos extracelulares aumenta na presença de sacarose. Uma maior proporção do fármaco é então absorvida pelos revestimentos celulares e menos fica disponível para atuar sobre a membrana celular dos microrganismos para os matar diretamente.

3. A clorexidina pode competir com os factores de aglutinação dos iões de cálcio na placa bacteriana; estudos laboratoriais sugeriram que a clorexidina pode ligar-se à hidroxiapatite. No entanto, considera-se atualmente que é a afinidade da clorexidina pelas proteínas ácidas da película, placa bacteriana, cálculo, mucosa oral e nas superfícies das membranas celulares bacterianas que tem maior significado clínico do que a sua afinidade pela hidroxiapatite.

5. FORMULAÇÕES DE CLOREXIDINA

A clorexidina foi formulada numa série de produtos:

Enxaguatórios bucais

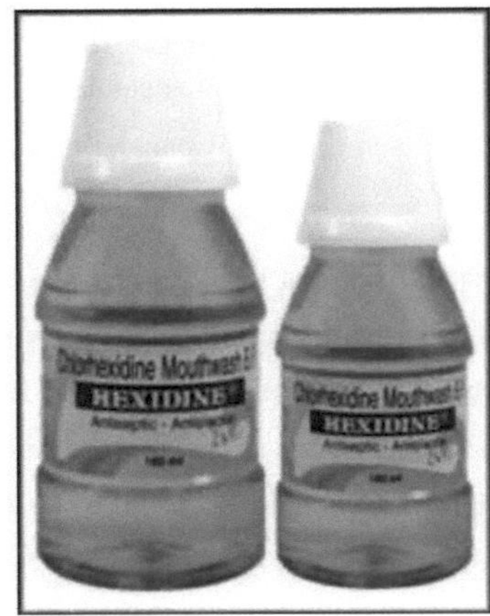

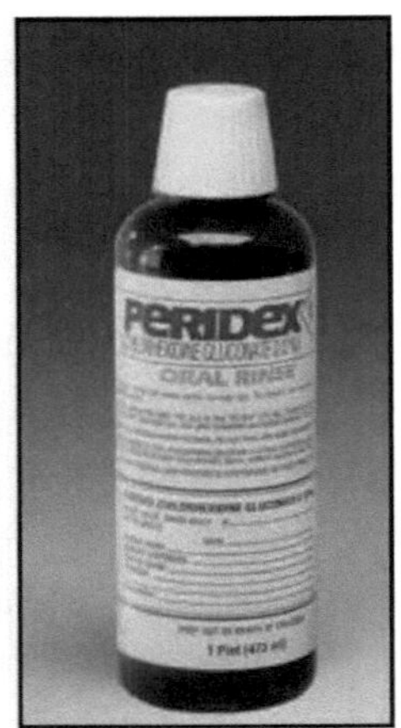

As soluções alcoólicas aquosas de clorexidina a 0,2% foram disponibilizadas pela primeira vez como produtos para bochechos para utilização duas vezes por dia na Europa na década de 1970. Foi introduzido um elixir bucal a 0,1%, mas demonstrou ter uma eficácia inferior à esperada (Jenkins et al, 1989). Mais tarde, nos EUA, foi fabricado um elixir bucal a 0,12%, mas para manter as doses quase óptimas de 20 mg derivadas de 10 mg de elixires a 0,2%, o produto foi recomendado como elixir de 15 ml (dose de 18 mg). Segreto et al, 1986, revelaram uma eficácia igual para os enxaguamentos a 0,2% e a 0,12% quando utilizados em doses adequadas semelhantes.

Foi relatado que dois bochechos diários com 10 ml de solução 0,25 previnem quase completamente a formação de placa bacteriana. (Loe e Schiott, 1970).[7] Se esta concentração for usada, a descoloração aparecerá nos dentes e nas restaurações dentárias dentro de algumas semanas. Bay, em 1974, mostrou que a escovagem duas vezes por dia com uma solução aquosa de clorexidina a 0,05% prevenia eficazmente o desenvolvimento de gengivite em crianças com atraso mental.

Foi relatado que a frequência e o grau dos efeitos secundários aumentam com o aumento das concentrações do medicamento.[8,9]

Por conseguinte, deve ser utilizada uma solução a 0,2% quando os elixires bucais de clorexidina forem utilizados durante um curto período de tempo e quando for essencial um controlo completo da placa bacteriana. Quando os enxaguatórios bucais com clorexidina são planeados para uso contínuo durante um período de tempo prolongado, a concentração suficiente para proporcionar o controlo da placa bacteriana deve ser avaliada individualmente.[9]

Gel

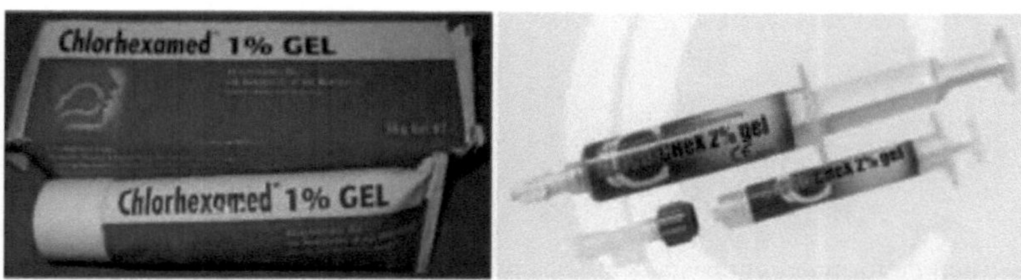

Está disponível um gel de clorexidina a 1% que pode ser aplicado numa escova de dentes ou em moldeiras. A distribuição do gel pela escova de dentes em toda a boca parece ser deficiente e a preparação deve ser aplicada em todas as superfícies dentárias para ser eficaz. Nos doentes incapazes de cooperar com o enxaguamento bucal ou com a escovagem dos dentes, a aplicação de um gel contendo clorexidina numa tala com tampa parece ser um método possível de inibição da placa bacteriana, o que pode assim reduzir a incidência e a gravidade da doença dentária.

Mais recentemente, foram disponibilizados géis de clorexidina a 0,2% e 0,12%.

Sprays

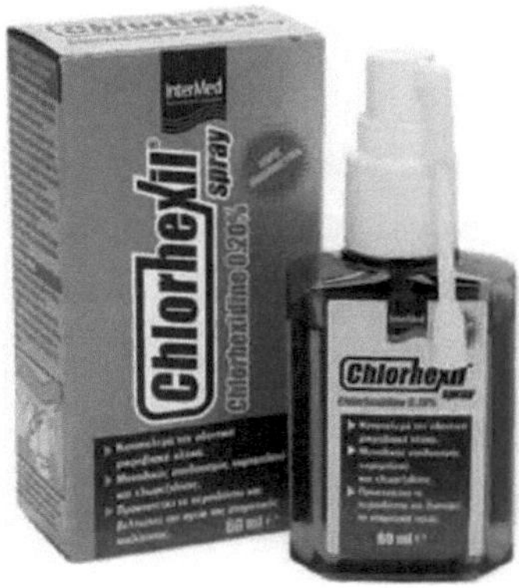

Em alguns países, estão disponíveis comercialmente sprays com 0,1% e 0,2%.

Estudos efectuados com o spray a 0,2% revelam que pequenas doses de aproximadamente 1 a 2 mg administradas em todas as superfícies dentárias produzem uma inibição da placa bacteriana semelhante à de um enxaguamento com colutório a 0,2%.[11] Os sprays parecem ser particularmente úteis para os grupos de deficientes físicos e mentais, sendo bem recebidos pelos indivíduos e pelos seus prestadores de cuidados.[10,11]

Pastas de dentes

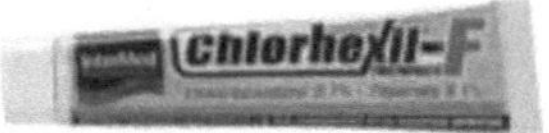

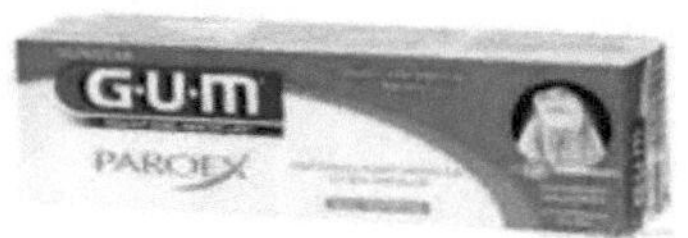

A clorexidina é difícil de formular em pasta dentífrica por razões já apresentadas e os primeiros estudos produziram resultados variáveis relativamente aos benefícios para a placa bacteriana e gengivite (Gjermo & Roila 1970,1971, Johansen et al. 1972,1975). Mais recentemente, um dentífrico de clorexidina a 1% com e sem flúor foi considerado superior ao produto de controlo para a prevenção da placa bacteriana e da gengivite num estudo de 6 meses realizado em casa.[10] No entanto, as pontuações de manchas foram marcadamente aumentadas, assim como a formação de cálculo supragengival, e o fabricante não produziu um produto comercial. Durante um curto período de tempo, um produto comercial esteve disponível, tendo demonstrado ser eficaz tanto para a placa bacteriana como para a gengivite (Sanz et al. 1994). Embora eficazes, os produtos de clorexidina à base de pasta dentífrica e sprays produzem uma coloração dentária semelhante à dos colutórios e géis; a perturbação do paladar, a erosão da mucosa e os inchaços da parótida tendem a ser menores ou nunca foram relatados.

Flotra et al, 1974, afirmam que os efeitos na formação da placa bacteriana dos dentífricos contendo clorexidina e dos elixires bucais aquosos de clorexidina são comparáveis se a quantidade total de clorexidina introduzida na cavidade oral em cada aplicação for a mesma. Este facto está de acordo com as observações de Gjermo e Rolla, 1971.

Vernizes

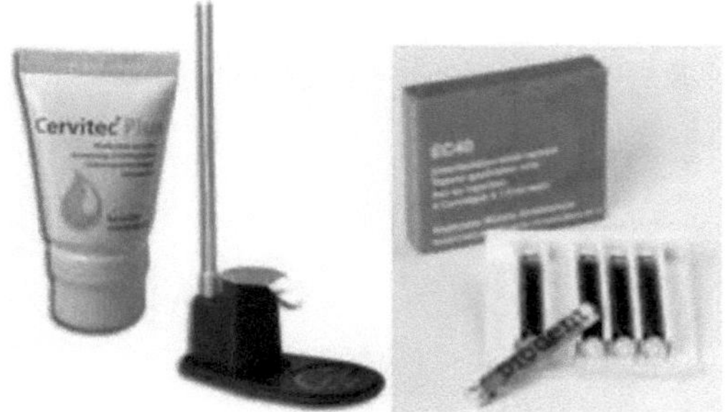

Os vernizes de clorexidina têm sido utilizados principalmente para a profilaxia contra as cáries radiculares, em vez de um depósito anti-placa para a clorexidina na boca.

Verniz	**Componentes**	**Concentrações experimentais**
Clorzoína	Clorexidina	10% ou 20% p/v
	Benjoim da Sumatra	
	Etanol	
	Poliuretano	
	Cloreto de metileno	
CE40	Clorexidina	10%, 20%, 25%
	Sandarac	33%,40%(w/w)
	Etanol	
Cervitec	Clorexidina	1%
	Timol	1%
	etanol ou/acetato de etilo	
	butiral de polivinilo	

Verniz - Regime de tratamento recomendado

Clorzoína

Recomenda-se uma única aplicação durante 4 semanas consecutivas:

- A dentição é limpa, isolada e seca

• O verniz terapêutico é aplicado em todas as superfícies dentárias com uma bolinha de algodão e fio dentário e é seco durante 15 s com um fluxo de ar suave

• Finalmente, os dentes são cobertos com uma camada de verniz de poliuretano e novamente secos durante 15 segundos

CE **40***

Uma única aplicação de cerca de 10 a 15 mts é suficiente:

• A dentição é limpa, isolada e seca

• O verniz é aplicado localmente; por meio de uma seringa e é deixado no local durante cerca de 10 a 15 mts - depois, o verniz pode ser removido pelo dentista ou é deixado no local até à escovagem dos dentes seguinte - este tratamento pode ser repetido 2x por ano ou mais frequentemente

Cervitec

Recomenda-se 1 a 3 aplicações num intervalo de 10 a 14 dias;

• a dentição *k* limpa, isolada e seca

• O varmsh é aplicado localmente por meio *de* um pincel *e* fio dentário e é deixado a secar durante 15 a 30 s

• recomenda-se um intervalo de tratamento de 3 meses

Gomas de mascar

Verificou-se que as gomas de mascar que contêm clorhexidina têm propriedades antiplaca.

As gomas de mascar podem ser veículos adequados para a administração de xilitol e acetato de clorexidina, que podem ajudar a saúde oral. Mastigar pastilhas elásticas adoçadas com xilitol e sorbitol após as refeições e lanches pode reduzir a formação de placa bacteriana e a inflamação gengival.

Mastigar 2 pastilhas elásticas contendo 20 mg de acetato de clorexidina por dia, durante 5 dias, foi tão eficaz como o método de controlo da placa bacteriana utilizado pelo próprio participante, sem causar manchas nos dentes.

Clorexidina Administração local de medicamentos:

A utilização de sistemas de administração local para tratar várias condições médicas - como o adesivo cutâneo para prevenir o enjoo, administrar TRH ou ajudar a deixar de fumar - é agora comum. No tratamento da doença periodontal, somos confrontados com o desafio das bactérias não só na bolsa periodontal, mas também, por vezes, nas paredes dos tecidos moles e na dentina ou cemento expostos. A administração local de medicamentos permite a utilização de concentrações aproximadamente 100 vezes superiores às da administração sistémica. Os sistemas de libertação controlada, específicos do local, permitiram-nos administrar níveis terapêuticos de fármaco no local da infeção durante períodos de tempo prolongados. Estão disponíveis agentes que incorporam o ingrediente ativo num agente (fibras, géis, chips, película de colagénio, tiras de acrílico e um polímero). O ingrediente ativo é então libertado ao longo de um período de dias.

Um produto administrado localmente deve permanecer na bolsa o tempo suficiente para ser eficaz. Considerando que o fluido crevicular gengival numa bolsa de 5 mm é substituído cerca de 40 vezes por hora, é necessário um reservatório que possa libertar o medicamento continuamente para compensar esta eliminação de fluido. O objetivo dos produtos administrados localmente deve ser o de eliminar os organismos patogénicos ou alterar a resposta inflamatória, minimizando assim a destruição dos tecidos.

Pastilha de clorexidina

O Periochip é um pequeno chip retangular castanho-alaranjado, arredondado numa das extremidades para inserção nas bolsas periodontais. A pastilha de clorexidina é uma pequena película biodegradável de matriz de gelatina hidrolisada, na qual foram incorporados 2,5 mg de gluconato de clorexidina reticulado com glutaraldeído e também glicerina e água. Cada pastilha de periochip pesa aproximadamente 7,4 mg. O chip assemelha-se a uma unha de bebé, medindo aproximadamente 4 x 5mm e 0,35mm de espessura.

O Periochip liberta clorexidina in vitro de forma bifásica, libertando inicialmente cerca de 40% da clorexidina nas primeiras 24 horas e, em seguida, libertando a clorexidina restante de forma quase linear durante 7 a 10 dias.

Este perfil de libertação pode ser explicado como um efeito de explosão inicial, dependente da difusão da clorexidina a partir do chip, seguido de uma libertação adicional de clorexidina em resultado da degradação enzimática. Este sistema de entrega liberta a clorexidina e mantém a concentração do fármaco no fluido crevicular gengival superior a 100Lig/ml durante pelo menos 7 dias, uma concentração muito acima da tolerância da maioria das bactérias orais.

As vantagens do periochip são:

> Mantém-se no local até ser bioadsorvido. Não necessita de ser removido.

> Não mancha visivelmente os dentes

> Não são necessárias restrições alimentares

> Facilmente inserido no bolso em menos de 1 minuto.

> Expõe a bolsa à clorexidina durante pelo menos 7 dias. Após 9 meses,

foi observada uma diminuição significativa da profundidade de sondagem.

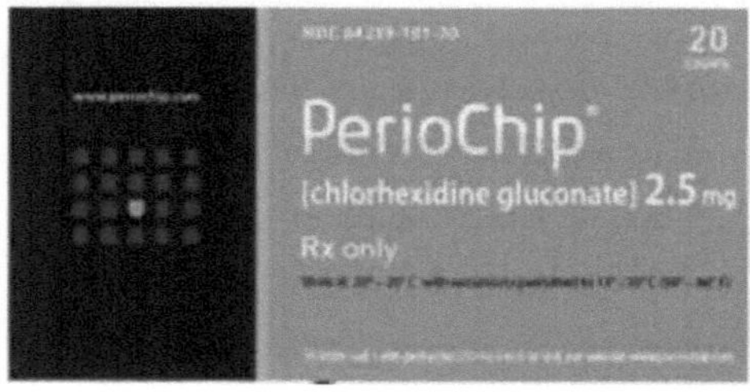

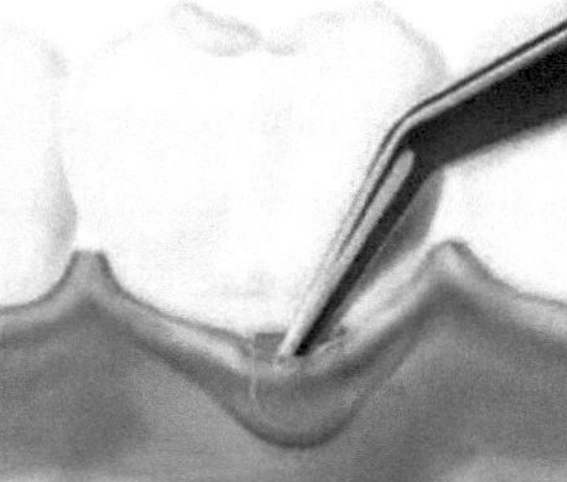

6. TOXICOLOGIA E EFEITOS SECUNDÁRIOS[4,13]

A natureza catiónica da clorexidina minimiza a absorção através da pele e da mucosa, incluindo a partir do trato gastrointestinal. A toxicidade sistémica decorrente da aplicação tópica ou da ingestão não é, por conseguinte, comunicada, nem existem provas de tefatogenicidade no modelo animal. Mesmo em infusão intravenosa em animais, a clorexidina é bem tolerada e ocorreu acidentalmente em humanos sem consequências graves.

Reacções de hipersensibilidade, incluindo anafilaxia, foram notificadas em menos de 10 pessoas no Japão e resultaram da aplicação de produtos não proprietários de clorexidina noutros locais que não a boca. Não existia informação suficiente para confirmar que as reacções eram realmente devidas à clorexidina.

Pode ocorrer surdez neurossensorial se a clorexidina for introduzida no ouvido médio e o anti-sético não deve ser colocado no ouvido externo, caso o tímpano seja perfurado.

Efeito das células sanguíneas da CHX oh

Estudos realizados por Helgeland Heyden e Rolla (1977) demonstraram que a CHX tem um efeito citotóxico sobre as células epiteliais e os glóbulos vermelhos, enquanto Goldschmidt Cogne e Taubman (1977) demonstraram que um breve contacto entre a CHX e as células epiteliais ou os flroblastos provoca lesões e/ou morte celular. Astoe-Jorgensen et al (1974) referiram que, em caso de exposição à CHX, se regista um atraso na cicatrização de feridas. Este facto pode refletir os danos causados pela CHX aos fibroblastos.

Os leucócitos também são afectados negativamente pela CHX; estas células têm um papel putativo na proteção do hospedeiro contra os agentes patogénicos periodontais. Page e Schroeder (1981) e Wilton (1982) referiram que a CHX causa danos nas membranas dos neutrófilos e dos macrófagos.

fagos com libertação de enzimas intercelulares. A CHX é citotóxica tanto para os neutrófilos como para os glóbulos vermelhos numa concentração estreita - intervalo de 0,01 a 0,02% de fármaco.

A uma concentração de 0,01%, a CHX actuou como um potente ativador da explosão oxidativa dos neutrófilos, estimulando as células a produzir radicais de oxigénio, como o superóxido. A CHX, numa concentração de 0,01 a 0,1%, provocou a desgranulação espontânea dos neutrófilos. Se os neutrófilos forem pré-tratados com CHX e depois activados pelo tripeptídeo quimioatractor (FMLP1)

A CHX inibiu a geração e a desgranulação induzidas pelo [formil metionil leucil fenilanina].

Se, por outro lado, os neutrófilos forem activados com acetato de miristato de forbol (PMA) após o tratamento com CHX, o agente antimicrobiano aumenta tanto a síntese como a desgranulação. Parece que a capacidade de resposta dos neutrófilos tratados com CHX a activadores subsequentes depende da natureza do ativador.

Efeito da CHX nos fibroblastos

O medicamento CHX tem sido amplamente utilizado como antissético de feridas e enxaguamento antimicrobiano oral. Existem inúmeros relatórios sobre a sua segurança como enxaguamento oral, mas o seu efeito na cicatrização de feridas tem sido contraditório. Num estudo, Jeffery. J. Pucher e Jon. C. Baniel utilizaram fibroblastos humanos derivados de pele e tecido oral para testar os efeitos da CHX na viabilidade, crescimento, contracções do gel de colagénio e síntese proteica total. As células foram expostas durante uma hora a 0,005% e 0,002% de CHX e durante 30 segundos a 0,12% de CHX. Os resultados indicaram que uma concentração de 0,002% do fármaco apresenta uma citotoxicidade mínima, mas é capaz de suprimir quase completamente a divisão celular. A contração do gel de colagénio como modelo de contração da ferida também foi severamente afetada por todas as concentrações de CHX utilizadas. A síntese total de proteínas foi suprimida pela CHX em cultura de gel de colagénio. Os dados apoiam a hipótese de que a CHX é altamente citotóxica para as células in vitro, mas várias outras funções, como a proliferação, a contração do gel de colagénio e a síntese de proteínas, são afectadas em diferentes graus pela droga.

Efeitos secundários

Após mais de 20 anos de utilização, a clorexidina tem um registo notavelmente limpo no que diz respeito aos efeitos secundários (Foulkes 1973, Loe 1973). Uma série de testes toxicológicos demonstrou que a molécula parece ser muito estável e aparentemente segue as vias normais de excreção através do corpo nas várias espécies testadas. Não existem provas de que a clorexidina seja permanentemente retida no organismo (Winrow 1973, Magnusson & Heyden 1973). Foi demonstrado que a clorexidina pode penetrar na mucosa oral (Haugen & Johansen 1974), mas as quantidades são provavelmente muito pequenas (Winrow 1973).

No uso oral como enxaguante bucal, a clorexidina tem sido relatada como tendo uma série de efeitos secundários locais (Flotra et al. 1971). Estes efeitos secundários são:

1. Descoloração castanha dos dentes e de alguns materiais de restauração e do dorso da língua.

2. Perturbação do paladar em que o sabor do sal parece ser preferencialmente afetado (Lang et al. 1988), deixando os alimentos e as bebidas com um sabor bastante suave.

3. Erosão da mucosa oral. Foram registados alguns casos de descamações dolorosas da mucosa oral após bochechos com clorexidina (Flotra et al. fi|| 1971a).

Os autores sugeriram que a precipitação de proteínas na camada de mucina pelo medicamento pode ter reduzido o efeito lubrificante na membrana mucosa. Esta parece ser uma reação idiossincrática e dependente da concentração. A diluição da formulação de 0,2% para 0,1%, mas enxaguando com todo o volume para manter a dose, geralmente alivia o problema. As erosões são raramente observadas com produtos de enxaguamento a 0,12% utilizados num volume de 15 ml.

4. Inchaço unilateral ou bilateral da parótida. Trata-se de uma ocorrência extremamente rara e não existe uma explicação. As notificações de infecções virais (parotidite) relacionadas com os elixires bucais de clorexidina (Gjermo et al. 1970, Flotra et al. 1971a) são provavelmente coincidentes, mas não podem ser completamente ignoradas. A IgA secretora, que se sabe possuir atividade antiviral, acumula-se na membrana mucosa (Brandtzaeg 1972). Uma possível * precipitação de proteínas ácidas na camada de mucina que reveste a membrana mucosa da cavidade oral pode assim interferir com os mecanismos anti-vírus.

5. Aumento da formação de cálculo supragengival. Este efeito pode ser devido à precipitação de proteínas salivares na superfície do dente, aumentando assim a espessura da película e/ou a precipitação de sais inorgânicos na camada de película. É certo que a película que se forma sob a influência da clorexidina apresenta uma estrutura precoce e altamente calcificada (Leach 1977).

6. A solução aquosa de clorexidina tem um sabor amargo que é difícil de mascarar completamente e tem sido relatado que interfere com a sensação de sabor durante algumas horas após o enxaguamento bucal (Loe & Schiott 1970, Gjermo et al. 1970, Flotra et al. 1971a).

No entanto, com dentífricos contendo clorexidina não foram descritas queixas deste género (Gjermo & Rotla 1971, Eriksen et al. 1973).

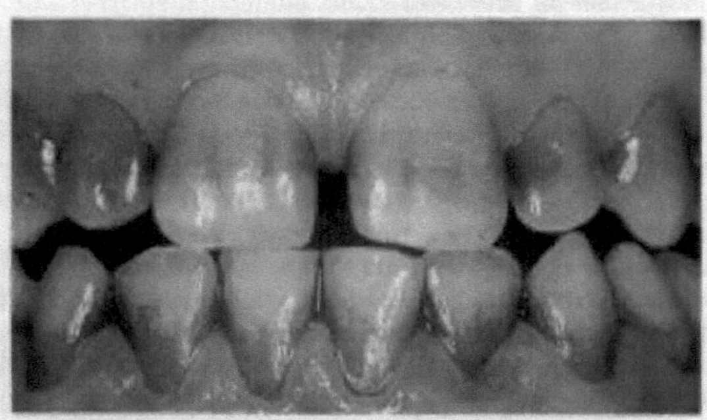

Fig. 22-3. Brown discoloration of the teeth of an individual rinsing twice a day for 3 weeks with a 0.2% chlorhexidine mouthrinse.

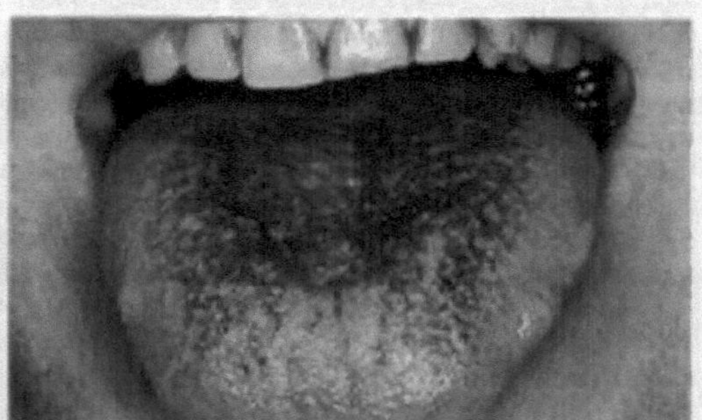

Fig. 22-4. Brown discoloration of the tongue of an individual rinsing twice a day for 2 weeks with a 0.2% chlorhexidine mouthrinse.

Coloração com clorexidina

Os mecanismos propostos para a coloração com clorhexidina podem ser debatidos (Eriksen et al. 1985, Addy & Moran 1995, Watts & Addy 2001), mas foram propostos como 1. Degradação da molécula de clorexidina para libertar paracloranilina

2. Catálise das reacções de Maillard

3. Desnaturação de proteínas com formação de sulfuretos metálicos

4. Precipitação de cromogéneos alimentares aniónicos.

1. ***A degradação da clorexidina para libertar paracloranilina*** parece não ocorrer durante o armazenamento ou como resultado de processos metabólicos. Além disso, a alexidina, uma bis-biguanida relacionada, não possui grupos paracloranilina, mas provoca uma coloração idêntica à

da clorexidina (Addy & Roberts 1981).

2. ***As reacções de escurecimento não enzimáticas (reacções de Maillard)*** catalisadas pela clorexidina são uma possibilidade teórica (Nordbo^ 1979); no entanto, as provas são indirectas, circunstanciais ou inconclusivas (Eriksen et al. 1985). A teoria não considera o facto de outros anti-sépticos e metais como o estanho, o ferro e o cobre também produzirem manchas dentárias.

Estes são bem conhecidos na indústria alimentar; os grupos aldeídicos ou cetónicos do açúcar reagem com os grupos amino livres das proteínas, aminoácidos ou péptidos e polimerizam para produzir pigmentos castanhos, as melanoidinas. A clorexidina catalisa esta reação. Os substratos para a reação de Maillard podem estar disponíveis nas glicoproteínas da película adquirida, que consiste em cerca de 80% de proteínas e 20% de hidratos de carbono, principalmente glucose.

Um composto oxidante de peroxomonosulfato pode reduzir a descoloração in vivo e in vitro sem interferir com a capacidade preventiva da placa bacteriana da clorexidina. Isto ocorre devido à ação branqueadora do peroxomonosulfato e à formação de sulfuretos.

Os furfurais, produtos intermédios em reacções de escurecimento não enzimático, foram demonstrados na película castanha e descolorida.

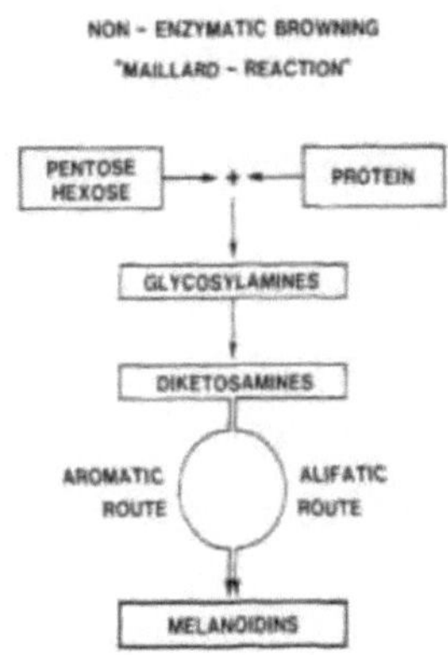

3. ***A desnaturação de proteínas produzida pela clorexidina com a interação de radicais de sulfureto expostos com iões metálicos*** também é teoricamente possível (Ellingsen et al. 1982, Nordbo et al. 1982), mas não existem provas diretas que apoiem este conceito. Mais uma vez, a teoria não tem em conta a coloração semelhante por outros anti-sépticos e iões metálicos. Estudos laboratoriais e clínicos também não conseguiram reproduzir este processo (Addy et al. 1985, Addy & Moran 1985).

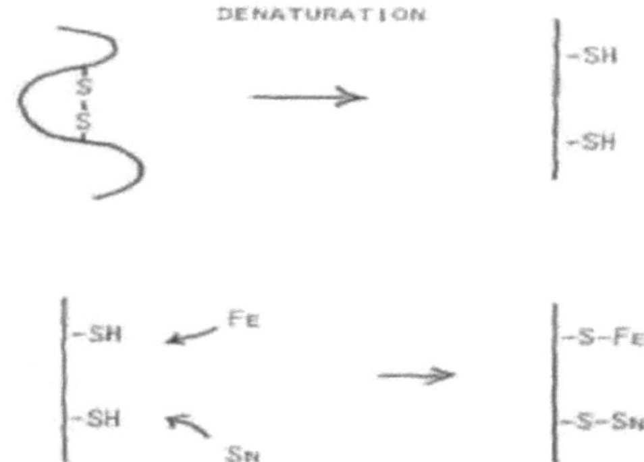

As proteínas da película são desnaturadas e os grupos sulfidrilo (-SH) podem reagir com iões metálicos da dieta, formando sulfuretos metálicos

4. ***A precipitação de cromogéneos alimentares aniónicos por anti-sépticos catiónicos,*** incluindo a clorexidina e os iões metálicos polivalentes, como explicação para o fenómeno do manchamento por estas substâncias, é apoiada por uma série de estudos laboratoriais e clínicos bem controlados (Addy & Moran 1995, Watts & Addy 2001). Assim, os anti-sépticos ou iões metálicos ligados localmente na mucosa ou nos dentes podem reagir com os polifenóis das substâncias alimentares para produzir manchas. Bebidas como o chá, o café e o vinho tinto são particularmente cromogénicas, mas outros alimentos e bebidas podem interagir para produzir manchas de várias cores. Estas reacções entre a clorhexidina e outros anti-sépticos cat iónicos e iões metálicos polivalentes com bebidas cromogénicas podem ser realizadas no tubo de ensaio. Curiosamente, a maioria dos precipitados formados entre iões metálicos polivalentes e cromogéneos têm a mesma cor que os seus sais de sulfureto. É por esta razão que as teorias originais consideravam que a coloração, observada em indivíduos expostos a estes iões metálicos polivalentes, normalmente no local de trabalho, se devia à formação de sulfureto metálico. Mais uma vez, as experiências laboratoriais e clínicas não conseguiram produzir tais interações. É talvez o efeito secundário da coloração que limita a utilização a longo prazo da clorexidina na medicina dentária preventiva (Flotra et al, 1971) e ocorre com todos os produtos corretamente formulados, incluindo géis, pastas de dentes e sprays. De facto, o efeito secundário da coloração pode ser utilizado para avaliar a adesão do doente à utilização e à atividade das formulações. Neste último caso, estudos laboratoriais e clínicos sobre o manchamento revelaram que um produto patenteado de enxaguatório bucal à base de clorexidina era inativo (Addy & Wade 1995, Renton-Harper et al. 1995). Curiosamente, este produto específico à base de clorexidina foi reformulado no Reino Unido *para* produzir uma formulação ativa (Addy et al. 1991), mas os

fabricantes mantiveram a formulação original em França quando os estudos laboratoriais e clínicos confirmaram uma redução significativa do potencial do produto para causar manchas no laboratório e inibição da placa na clínica (Addy & Wade 1995, Renton-Harper et al.1995).

Alterar a microflora oral

A microbiota oral é necessária para nos manter em boa saúde e deve encontrar o seu equilíbrio com cada hospedeiro. Netuschil et al (1995) descobriram que substâncias fortemente activas como a CHX a 0,2% são capazes de reduzir a percentagem de microrganismos cultiváveis no biofilme dentário para 0,002%, ou em "termos geográficos", para o inacreditável número baixo de 0,2 bactérias viáveis por milímetro quadrado de superfície dentária.

Efeitos do teor alcoólico

Para além dos vários ingredientes terapeuticamente activos nos elixires bucais, como os óleos essenciais, a clorexidina, o flúor, o nitrato de potássio e a benzidamina, um ingrediente que está geralmente presente em todos os elixires bucais é o "álcool".

O álcool é utilizado nos elixires bucais como dissolvente de outros ingredientes e como agente antissético. É suposto servir como solubilizante, especialmente em concentrados. Enquanto os álcoois de ação forte - como o álcool isopropílico - são principalmente utilizados externamente para a desinfeção da pele, o etanol normal raramente é referido como desinfetante. Por conseguinte, Gjermo et al (1970) não encontraram qualquer atividade antibacteriana do etanol - nem in vitro nem in vivo. Em contrapartida, Sissons et al (1996) estabeleceram um efeito bactericida contra as bactérias dispersas (fase planctónica) da placa bacteriana. No entanto, foi necessária uma concentração de 40% para reduzir o crescimento dos biofilmes dentários.[14]

A maioria dos colutórios atualmente disponíveis no mercado contém álcool em concentrações variadas, entre 0 e 27%. A concentração de álcool utilizada nos colutórios fica aquém da concentração óptima de 50% a 70% em que o álcool é capaz de exercer o seu efeito anti-sético, pelo que, à exceção da sua utilização como solvente, o álcool nos colutórios não contribui para qualquer outro efeito terapêutico. Por esta razão, os colutórios sem álcool nos ensaios clínicos provaram ser tão eficazes como os colutórios à base de álcool, sendo que os primeiros têm menos efeitos secundários.[15]

Um estudo efectuado por Teki e Bhat (2012) para analisar a composição dos elixires de higiene oral disponíveis no mercado indiano revelou que a maioria dos elixires disponíveis no mercado são formulações à base de álcool. O teor de álcool varia entre 6,3%v/v e 27%v/v. Sempre que o teor de álcool é elevado, esses produtos não contêm conservantes, ao passo que os produtos com baixos níveis de álcool contêm benzoato de sódio como conservante.[16]

Embora não seja terapeuticamente ativo, está provado que o etanol nos elixires bucais produz múltiplos outros efeitos, muitos dos quais não são benéficos e são desnecessários para o utilizador. Estes efeitos vão desde

- uma sensação de ardor caraterística em contacto com a mucosa oral através da ativação do recetor vanilóide-1; um canal iónico controlado pelo calor para um efeito desidratante na mucosa oral.[17,18]

- Devido à ação adstringente do etanol, não é recomendada a utilização de elixires com elevado teor de álcool em doentes com mucosite por radiação.[19] Além disso, o álcool é irritante, especialmente para a mucosa sensível ou inflamada. Isto é preocupante para os cuidados orais dos doentes com cancro, que estão imunocomprometidos devido à quimioterapia e sofrem frequentemente de mucosite.

- Os doentes com síndrome de Sjogren devem evitar colutórios à base de álcool, uma vez que podem agravar a xerostomia e, com a diminuição do fluxo salivar local, podem ocorrer alterações atróficas do epitélio oral.

- As pessoas que estão a fazer terapêutica de abstinência alcoólica ou os doentes que estão a fazer terapêutica com Dissulfiram também devem evitar utilizar estas formulações

- A Associação Dentária Americana (ADA) aconselha os pacientes sobre a boca ardente para evitar substâncias irritantes como os elixires.[20]

- Do mesmo modo, o álcool é uma causa conhecida de halitose e os elixires apenas aliviar temporariamente o problema.[21]

- O álcool é um irritante para o epitélio e, em estudos com animais, a aplicação tópica de álcool foi associada a um aumento da ocorrência de tumores.[22]

Eldridge et al (1998) debruçaram-se sobre a eficácia antimicrobiana de um elixir bucal de clorexidina sem álcool e não encontraram qualquer diferença entre a clorexidina comercial à base de álcool 0,12% e a clorexidina sem álcool 0,12% através de estudos in vitro e in vivo.

7. APLICAÇÕES CLÍNICAS DA CLORO-HEXIDINA

Apesar das excelentes propriedades inibidoras da placa bacteriana da clorexidina, a utilização generalizada e prolongada do agente é limitada pelos efeitos secundários locais. Além disso, devido à natureza catiónica da clorexidina e, por conseguinte, à sua fraca penetrabilidade, o antissético tem um valor limitado na terapia de condições orais estabelecidas, incluindo a gengivite, sendo muito mais valioso no modo preventivo. Foram recomendadas várias utilizações clínicas para a clorexidina, algumas bem investigadas (Gjermo 1974, Addy 1986, Addy & Renton-Harper 1996a, Addy & Moran 1997).

1. **Como complemento da higiene oral e da profilaxia profissional:**

A instrução sobre higiene oral é um fator-chave no plano de tratamento de doentes com doença periodontal e como parte do programa de manutenção após o tratamento. O controlo adequado da placa bacteriana pelos doentes periodontais é, por conseguinte, essencial para o sucesso do tratamento e para a prevenção da recorrência da doença. A clorexidina deve, portanto, aumentar a melhoria da saúde gengival através do controlo da placa bacteriana, particularmente após uma profilaxia profissional para remover a placa supra e imediatamente subgengival existente. Existe, no entanto, uma potencial desvantagem na utilização de um agente químico de controlo da placa bacteriana tão eficaz nesta fase do plano de tratamento periodontal. Assim, após a instrução de higiene oral, é normal, geralmente através da utilização de índices, quantificar a melhoria no controlo da placa bacteriana por parte dos pacientes assim instruídos e, em particular, a melhoria em locais específicos que anteriormente não tinham sido observados por cada paciente. Em virtude dos excelentes efeitos de controlo da placa bacteriana da clorexidina, a resposta às instruções de higiene oral não pode ser avaliada com precisão, uma vez que o anti-sético irá ofuscar quaisquer deficiências na limpeza mecânica. De facto, tal como a investigação original demonstrou, os doentes podiam manter níveis de placa quase nulos após uma profilaxia profissional sem utilizar qualquer forma de higiene oral mecânica (Loe & Schiott 1970). Assim, o enxaguamento bucal com clorexidina pode ser útil para manter a higiene oral após uma profilaxia completa quando a escovagem adequada dos dentes pode ser comprometida pela dor ou sensibilidade pós-tratamento.

2. **Cirurgia pós-oral, incluindo cirurgia periodontal ou alisamento radicular:**

A clorexidina pode ser utilizada no pós-operatório, uma vez que oferece a vantagem de reduzir a carga bacteriana na cavidade oral e de prevenir a formação de placa bacteriana numa altura em que a limpeza mecânica pode ser difícil devido ao desconforto. Na cirurgia periodontal, os pensos periodontais foram largamente substituídos pela utilização de preparações de clorexidina, em particular enxaguatórios bucais, uma vez que a cicatrização é melhorada e o desconforto reduzido (Newman & Addy 1978,1982). Os regimes variam, mas a clorexidina deve ser utilizada imediatamente após o tratamento e durante períodos de tempo até que o doente possa restabelecer uma higiene oral normal. Dependendo do horário da consulta, a clorexidina pode ser utilizada durante toda a fase de tratamento e por períodos de semanas após a conclusão do plano de tratamento. Se forem utilizados pensos, a clorexidina tem um valor limitado para o local pós-operatório, uma vez que não penetra por baixo dos pensos periodontais (Pluss et al. 1975). A ideia de desinfeção total da boca utilizando clorexidina tanto supra como subgengivalmente foi recentemente avaliada por um grupo de investigadores (Quirynen et al. 1995). No caso, poucos benefícios adjuntos puderam ser demonstrados e pareceu que o fator mais dominante foi o tempo durante o qual o plano de tratamento não cirúrgico foi concluído. Assim, o alisamento radicular realizado totalmente em 24 horas foi mais eficaz do que o alisamento radicular realizado em períodos mais convencionais de várias semanas (para revisão, ver Quirynen et al. 2001).

3. **Para pacientes com fixação do maxilar:**

A higiene oral é extremamente difícil, se não impossível, quando os maxilares estão imobilizados por métodos de tratamento como a fixação intermaxilar. Foi demonstrado que a clorexidina reduz acentuadamente a carga bacteriana, que tende a aumentar durante a imobilização dos maxilares, e melhora o controlo da placa bacteriana (Nash & Addy 1979). A utilização de placas sub-dérmicas ou sub-mucosas para estabilizar fragmentos ósseos impede os procedimentos de higiene oral. A influência destes factores na higiene oral e o papel das formulações de clorexidina estão ainda por investigar.

4. **Para a higiene oral e a saúde gengival dos deficientes mentais e físicos:**

A clorexidina foi considerada particularmente útil em grupos de deficientes físicos e mentais institucionalizados, melhorando tanto a sua higiene oral como a saúde gengival (Storhaug 1977). A administração em spray de soluções a 0,2% foi considerada particularmente útil e aceitável para os doentes e para os prestadores de cuidados (Francis et al 1987a,b; Kalaga et al. 1989b).

5. **Indivíduos medicamente comprometidos e predispostos a infecções orais:**

Uma série de condições médicas predispõem os indivíduos a infecções orais, nomeadamente a candidíase. A clorexidina é eficaz como agente anticandidal, mas é mais útil quando combinada com medicamentos anticandidais específicos, como a nistatina ou a anfoteracina B (Simonetti et al. 1988). As indicações para a utilização de clorexidina combinada com medicamentos anticandidatos têm sido para a prevenção de infecções orais e sistémicas em imunodeprimidos, incluindo os que sofrem de discrasias sanguíneas, os que recebem quimioterapia e/ou radioterapia e, nomeadamente, os doentes com transplante de medula óssea (Firretti et al. 1987, 1988, Toth et al. 1990). O valor da clorexidina parece ser maior quando iniciada antes de surgirem complicações orais ou sistémicas. Verificou-se também que um spray de clorexidina produz benefícios sintomáticos/psicológicos nos cuidados orais em doentes terminais (Jobbins et al. 1992).

6. **Pacientes com alto risco de cárie:**

Os enxaguamentos ou géis de clorexidina podem reduzir consideravelmente as contagens de streptococcus mutans em indivíduos propensos a cáries. Adicionalmente, e de forma interessante, a clorexidina parece ser sinérgica com o flúor e a combinação de enxaguamentos com clorexidina e flúor parece ser benéfica para esses indivíduos em risco (Dolles & Cjermo 1980, Lindquist et al. 1989). O monofluorofosfato de sódio reduz o efeito da clorexidina e vice-versa (Barkvoll et al, 1988). Está disponível um produto de enxaguamento de clorexidina com fluoreto de sódio.

7. **Ulceração oral recorrente:**

Vários estudos demonstraram que os enxaguantes bucais de clorexidina e os géis de clorexidina reduzem a incidência, a duração e a gravidade da ulceração aftosa menor recorrente (Addy et al. 1974,1976, Hunter & Addy 1987). O mecanismo de ação não é claro, mas pode estar relacionado com uma redução da contaminação das úlceras por bactérias orais, reduzindo assim a história natural da ulceração. Os regimes têm incluído a utilização de produtos de clorexidina três vezes por dia durante várias semanas. Curiosamente, um estudo mostrou que os enxaguamentos com triclosan reduzem a incidência de úlceras bucais recorrentes (Skaare ct al.

1996). Não existem estudos controlados sobre a utilização da clorexidina no tratamento da ulceração aftosa grave ou de outras condições erosivas ou ulcerativas orais, embora a clorexidina pareça anedoticamente ineficaz. Mais uma vez, isto pode refletir o baixo potencial terapêutico deste e de outros anti-sépticos, e a quantidade considerável de material proteico associado a estas lesões, que tenderia a inativar a clorexidina e a bloquear o acesso aos microrganismos subjacentes. (Roberts & Addy, 1981). Uma explicação semelhante poderia ser responsável pelo fracasso dos bochechos com clorexidina no tratamento da gengivite ulcerativa necrosante aguda (periodontite). Addy & Llewelyn, 1978, deram mais provas da falta de absorção deste anti-sético pelos tecidos e biofilmes.

8. **Utilizadores de aparelhos ortodônticos fixos e de remoção:**

O controlo da placa bacteriana nas fases iniciais da terapia com aparelhos ortodônticos pode estar comprometido e a clorexidina pode ser prescrita durante as primeiras 4-8 semanas. Além disso, a clorexidina tem demonstrado reduzir o número e a gravidade das úlceras traumáticas durante as primeiras 4 semanas de terapia ortodôntica fixa (Shaw et al. 1984).

9. **Na estomatite por dentadura:**

A clorexidina tem sido recomendada para o tratamento de infecções associadas à candidíase. Contudo, na prática, mesmo a aplicação de gel de clorexidina nas superfícies de encaixe da prótese produz, em muitos casos, uma resolução lenta e incompleta da condição. Mais uma vez, a clorexidina é menos eficaz no modo terapêutico e é mais vantajoso tratar a estomatite dentária com medicamentos anticandidatos específicos e depois utilizar a clorexidina para prevenir a recorrência. A própria prótese pode ser esterilizada de forma útil contra a Candida através da imersão em soluções de clorexidina (Olsen et al. 1975a,b).

10. **Lavagem e irrigação pré-operatória imediata com clorexidina:**

Esta técnica pode ser utilizada imediatamente antes do tratamento operatório, particularmente quando se pretende utilizar um polimento ultrassónico ou instrumentos de alta velocidade. Este enxaguamento pré-operatório reduz significativamente a carga bacteriana e a contaminação da área operatória, do operador e do pessoal (Worral et al. 1987). Além disso, em pacientes susceptíveis, a irrigação de clorexidina à volta da margem gengival reduz a incidência de bacteriemia (MacFarlane et al. 1984). No entanto, isto deve ser visto apenas como um complemento à profilaxia antimicrobiana sistémica adequada.

11. **Irrigação subgengival:**

Numerosos agentes antimicrobianos têm sido utilizados como irrigantes subgengivais na gestão e tratamento de doenças periodontais (Wennstrom 1992, 1997). Por si só, a irrigação com agentes antimicrobianos produz efeitos pouco diferentes da utilização de soro fisiológico e de curta duração, sugerindo que a ação é um efeito de lavagem. A irrigação combinada com o alisamento radicular parece não proporcionar benefícios adjuvantes.

RECOMENDAÇÕES CLÍNICAS

Está provado que o enxaguamento, o volume de enxaguamento, o tempo e a frequência (e especialmente o fator concentração x volume x frequência = quantidade de substância aplicada por dia) são parâmetros decisivos para o resultado clínico. Isto é especialmente verdade no que respeita à CHX, devido à grande variação das concentrações utilizadas. As soluções também podem ser agrupadas de acordo com a quantidade (mg) de CHX administrada por dia.

Concentrações e utilizações clínicas das soluções de CHX[22]

- *Variedade de acordo com a concentração de CHX*

Concentrations (%)	Volume per day (ml)	Time (s)	mg day^{-1}
0.3	9 x 1	15	27
0.2	10 x 2	60	40
0.12	10–15 x 2	60	24–36
0.10	10–15 x 2	60	20–30
0.06	10 x 2	30	12
0.05	15 x 2 x 2	30	30
0.03^{+}	10 x 2	60	6

- *Sortido de acordo com a quantidade de CHX por dia*

Concentrations (%)	Volume per day (ml)	mg day^{-1}	Use
0.2	10x2	40	Short
0.12	10–15x2	24–36	Short
0.05	15x2x2	30	Short
0.3	9x1	27	Very short
0.10	10–15x2	20–30	Short
0.06	10x2	12	Long-term
0.03^{+}	10x2	6	Long-term

Colutórios para doenças específicas[23]

Clinical condition	Treatment	Active ingredients	Commercial product in South Africa
Oral mucositis/oral sores (alcohol free)	Covering agent	Polyvinylpyrrolidone/various	Aloclair®
	Anti-inflammatory	Benzydamine hydrochloride	Andolex®
	Antimicrobial	Chlorhexidine 0.12% Generic CHX 0.2% Povidone iodine	Paroex® Various Betadine Oral rinse
	Analgesic/anti-inflammatory/ antimicrobial	Benzydamine hydrochloride/ chlorhexidine	Andolex-C®
	Antimicrobial/analgesic	Benzocaine/chlorhexidine	Orochlor®
Halitosis	Antimicrobial, without flavourings	Generic CHX 0.2% Chlorhexidine 0.12% Chlorhexidine 0.2%	Various Paroex® 0.12% Corsodyl® (original)
	Antimicrobial, with flavourings	Chlorhexidine 0.2% Cetylpyridinium chloride, triclosan with oil Essential oils	Corsodyl® (mint) DentylpH® Listerine®
Xerostomia	Saliva substitute with antimicrobial properties	Betaine/olive oil/xylitol/fluoride Various enzymes Cetylpyridinium chloride, triclosan with oil	Xerostom® Biotene® DentylpH®
	Tooth protection –fluoride	Sodium fluoride 0,05%	ORO-NaF®
Periodontal (gum) diseases	Antimicrobial with or without flavourings	Chlorhexidine 0.2% Chlorhexidine 0.12% Benzydamine hydrochloride / Chlorhexidine	Corsodyl® Generic CHX 0.2% Paroex® 0.12% Andolex-C®

8. REVISÃO DA LITERATURA SOBRE O ENXAGUANTE BUCAL COM CLOREXIDINA

A primeira referência ao enxaguamento bucal como prática formal foi atribuída à medicina chinesa, cerca de 2700 a.C., para o tratamento de doenças das gengivas. A recomendação era enxaguar a boca com a urina de uma criança.

A lavagem da boca, como complemento da limpeza mecânica, tornou-se popular entre as classes altas no período romano, com Plínio a recomendar água salgada, utilizada num número ímpar de bocados (1, 2, 3, 7), uma adição com uma justificação desconhecida.

A lavagem da boca também tinha uma ligação religiosa. O Talmud contém instruções para enxaguar a boca entre as refeições, a fim de remover restos de comida e evitar a mistura de carne e produtos lácteos, uma violação das leis dietéticas.

O Zene Artzney (remédio para os dentes), publicado na Alemanha em 1530, continha uma secção sobre como salvar os dentes. A recomendação inclui lavar a boca com alúmen queimado misturado com vinagre ou mirra violada em vinho.[24]

A clorexidina como adjuvante da higiene oral e como agente anti-placa

Loe e Schiot (1970) mostraram que o enxaguamento com 10 ml de uma solução de gluconato de clorexidina a 0,2% (dose de 2 mg) durante 10 segundos, duas vezes por dia, na ausência de limpeza normal dos dentes, inibia o recrescimento da placa bacteriana e o desenvolvimento de gengivite.[25]

Germo e Rolla (1970) compararam as capacidades anti-placa de uma pasta dentífrica comercial e de uma pasta contendo clorhexidina. No estudo de quatro dias, 10 estudantes de medicina dentária aplicaram a pasta dentífrica nos seus dentes duas vezes por dia com uma tala de vinil como aplicador. A placa bacteriana foi avaliada pelo índice de placa bacteriana. O dentífrico contendo 0,6 a 0,8% de clorexidina reduziu significativamente a formação de placa em todos os indivíduos. As preparações comerciais de pasta de dentes mostraram atividade antibacteriana in vitro, mas foram ineficazes in vivo. Concluiu-se que a clorexidina pode ser aplicada nos dentes num veículo de pasta dentífrica e ainda assim manter a sua atividade antimicrobiana.

Flotra et al (1972) efectuaram um ensaio de quatro meses que comparou o efeito de bochechos contendo 0,1% ou 0,2% de clorexidina como adjuvante da higiene oral normal. O enxaguamento com clorexidina resultou numa redução de 66% da placa bacteriana após 8 semanas de utilização, em comparação com o grupo de controlo.

Uma revisão efectuada por Schiott (1973) concluiu, com base em várias experiências de curta duração, que o enxaguamento com uma solução de clorexidina a 0,2% duas vezes por dia

- Prevenir a colonização bacteriana da superfície dentária

- Reduzir o número de bactérias na saliva em 80%

- Têm um efeito na flora gengival, especialmente na que se encontra perto da superfície do dente, com uma mudança transitória para bactérias gram negativas

A revisão também mencionou que

- a aplicação tópica de uma solução a 2% terá o mesmo efeito, exceto a redução das contagens salivares.

- O modo de ação da clorexidina na célula bacteriana indicava que não era provável a ocorrência de resistência e não foi possível encontrar na literatura qualquer informação sobre o desenvolvimento de estirpes resistentes.[26]

Bonsewall e Olsen (1974) demonstraram que a placa bacteriana presente nos dentes quando a clorexidina era aplicada como um enxaguatório bucal convencional retinha uma quantidade substancial do agente. Cerca de um terço da dose administrada foi retido após bochechos (0,05-0,40 % p/v) e após a escovagem dos dentes com um gel de CH (1 % p/p) medido por [^{14} C]-clorexidina. A concentração seguinte de CH na saliva mostrou uma queda quase logarítmica durante as primeiras 4-8 h, seguida de uma baixa concentração mais estável, com CH ainda presente após 24 h. A quantidade retida após bochechos aumentou quase linearmente com o aumento da concentração. Estudos temporais mostraram que cerca de 55% da quantidade retida após 60 segundos foi retida após os primeiros 15 segundos. A diminuição do pH da solução de enxaguamento reduziu a retenção, e o aumento da força iónica dos pós-enxaguamentos aumentou a libertação de CH.[27]

Schiott et al (1976) demonstraram que o tratamento oral de voluntários humanos com clorhexidina resultou numa redução de 30% a 50% nas contagens bacterianas totais com uma taxa de 28

redução associada na contagem de Streptococcus mutans.[28]

Lang et al (1982) realizaram um estudo utilizando três regimes diferentes de clorexidina, tais como 0,2%, 0,12% e uma solução placebo seis vezes por semana num grupo de crianças, em conjunto com os seus hábitos normais de higiene oral. Durante 30 segundos, obteve-se uma redução de 50% a 80% no índice gengival médio em comparação com o grupo de controlo que recebeu um placebo. Em conclusão, este estudo demonstrou que a gengivite pode efetivamente ser controlada durante 6 meses utilizando clorexidina a 0,1% ou a 0,2% uma vez por dia como adjuvante da escovagem dentária diária em crianças, tal como foi demonstrado por 29 demonstrado em adultos.[29]

Weitzman et al (1984) compararam a clorexidina a 0,12% com o peróxido de hidrogénio a 1%, utilizados como elixir bucal duas vezes por dia. Foi observado que a clorexidina foi capaz de reduzir a incidência de gengivite em 95% em comparação com o peróxido de hidrogénio.[30]

Etemadzadch et al (1987) avaliaram um estudo para comparar o efeito antiplaca do extrato de sanguinaria com o agente de efeito conhecido, gluconato de clorexidina, e um agente ineficaz conhecido, água da torneira. O estudo foi realizado como um ensaio clínico de três semanas, três vezes cruzado e avaliado de forma cega. 12 estudantes de medicina dentária enxaguaram duas vezes por dia, durante 4 dias, com Vivadent contendo 0,3% de extrato de sanguinaria e uma concentração de 1000 ppm de iões de zinco (ZnCL2) (2 x 30 segundos x 10 ml), com Hibitane Dental contendo 0,2% de gluconato de clorexidina, (1 min x 10 ml) e com água da torneira (1 min x 10 ml). A higiene oral mecânica só foi permitida durante 3 dias entre os períodos de teste. Quando medido de acordo com o índice de placa ou em termos de peso húmido da placa, tanto o teste como o efeito do Vivadent foram considerados fracos. Não foi observada qualquer diferença significativa no efeito antiplaca entre o enxaguamento Vivadent disponível comercialmente e a concentração tripla de enxaguamento de cloreto de sanguinarina.[31]

Francis et al (1987) avaliaram um estudo para comparar a eficácia do gluconato de clorexidina, administrado como bochechos a 0,2%, spray a 0,2% e gel a 1% em moldeiras, no controlo da placa bacteriana e da hemorragia gengival num grupo de 49 crianças espásticas. Todos os três métodos de administração produziram uma melhoria nos valores da placa bacteriana e da hemorragia gengival. No entanto, o gel foi significativamente mais eficaz do que o elixir bucal ou o spray. Não houve diferença significativa entre os métodos de aplicação na quantidade de manchas nos dentes.[32]

Della Rossa (1988) efectuou um estudo duplamente cego sobre a eficácia da clorexidina no tratamento da gengivite em crianças. Foram selecionados 191 indivíduos (rapazes) com idades compreendidas entre os 8 e os 18 anos. Após a profilaxia dentária, a clorexidina a 0,12% resultou numa diminuição significativa da gengivite quando comparada com o enxaguamento placebo, embora se tenha observado descamação da mucosa superficial e manchas dentárias.[33]

Nuuja et al (1992) efectuaram um estudo duplamente cego sobre colutórios, em que foi estudada uma nova combinação de clorexidina, flúor e xilitol em forma de tabela com soluções de clorexidina e fluoreto de sódio. 45 indivíduos receberam profilaxia oral para que as suas pontuações de gengivite se aproximassem o mais possível de zero. Os sujeitos abstiveram-se de limpeza mecânica dos dentes durante períodos de teste de 3 a 7 dias. O peso húmido da placa e as pontuações do índice periodontal foram registados antes e depois do período de teste. Os resultados mostraram que a preparação de xyli-hex e CHX não diferiram estatisticamente entre si na redução dos valores do peso húmido da placa e das pontuações periodontais registadas. Ambas as preparações foram agentes anti-placa significativamente mais eficazes do que o NaF, como esperado.[34]

Jenkins et al (1994) efectuaram um estudo para comparar concentrações iguais de 3 agentes antimicrobianos, para inibição da placa bacteriana. O estudo duplo-cego cruzado de 4 dias sobre o crescimento da placa bacteriana foi efectuado em 20 voluntários humanos saudáveis. As formulações dos enxaguantes bucais eram soluções aquosas a 0,05% de CPC, clorexidina e triclosan, juntamente com um CPC a 0,1% e um enxaguante de controlo menos ativo. No dia 1, os voluntários cessaram a higiene oral normal e enxaguaram duas vezes por dia durante 1 minuto com 10 ml dos enxaguamentos atribuídos. No dia 5, a placa bacteriana foi classificada por índice e área. A maior inibição da placa foi registada com CPC a 0,1% e enxaguamento com clorexidina. Os resultados indicam que são necessários mais estudos sobre soluções de clorexidina de menor concentração.[35]

Jenkins et al (1994) efectuaram um estudo para determinar a resposta da dose de clorexidina em enxaguamentos à inibição da placa bacteriana. 28 indivíduos participaram neste estudo duplamente cego, de 4 dias, sobre o crescimento da placa bacteriana. Os enxaguamentos eram de 0,01%, 0,05%, 0,1% e 0,2% de clorexidina, 0,1% de triclosan e menos o controlo ativo para a clorexidina e o triclosan. A partir do dia 1, os voluntários suspenderam a limpeza dos dentes e começaram a enxaguar duas vezes por dia com volumes de 10 ml dos enxaguamentos atribuídos. No dia 5, a placa bacteriana foi classificada por índice e área. Foi observada uma resposta clara à dose com a clorexidina, com a pontuação da placa a diminuir com o aumento da dose. O triclosan a 0,1% mostrou uma inibição limitada da placa bacteriana e menos de 0,01% de clorexidina. Os resultados deste estudo sugerem que deve ser considerada a utilização de enxaguamentos com clorexidina a baixa concentração como adjuvante da higiene oral.[36]

Atividade antimicrobiana da clorexidina

Andrew et al (2003) efectuaram um estudo para investigar o impacto de um elixir bucal contendo CHX (CHXM) na ecologia microbiana e nas propriedades de resistência antimicrobiana de microcosmos de placa dentária. Os microcosmos foram caracterizados por contagens de placas heterotróficas e eletroforese em gel de gradiente desnaturante (DGGE) por PCR. A CHXM causou reduções significativas nas contagens de anaeróbios totais e de aeróbios totais/anaeróbios facultativos, juntamente com reduções menores nos anaeróbios gram-negativos. O grau de inibição de estreptococos e actinomicetos variou consideravelmente entre os indivíduos. A DGGE mostrou que a exposição ao CHXM causou reduções consideráveis na diversidade microbiana, incluindo reduções acentuadas em *Prevotella* sp. e *Selenomonas infelix*. Estudos de cultura pura de 10 bactérias orais (oito géneros) mostraram que *Actinomyces naeslundii*, *Veillonella dispar*, *Prevotella nigrescens* e os estreptococos eram altamente susceptíveis à CHX, enquanto *Lactobacillus rhamnosus*, *Fusobacterium nucleatum* e *Neisseria subflava* eram os menos susceptíveis. O estudo também concluiu que as alterações populacionais nos microcosmos de placa após exposição repetida à CHXM representaram uma inibição da flora mais suscetível com uma expansão clonal de espécies menos susceptíveis.

Frencken et al (2005) realizaram um estudo piloto para testar o efeito antibacteriano do ionómero de vidro contendo clorexidina (grupo de teste) em comparação com o ionómero de vidro convencional (grupo de controlo) em cinquenta crianças de 6 a 11 anos de idade. O estudo revelou contagens de microrganismos mais baixas nos ionómeros de vidro contendo clorexidina do que nos ionómeros de vidro convencionais, tanto na dentina afetada como na infetada, durante um período de 7 dias.[37]

Uma revisão Chochrane (2015) sobre o tratamento com clorexidina para a prevenção de cáries dentárias em crianças e adolescentes concluiu que há pouca evidência dos oito estudos incluídos na revisão para apoiar ou refutar a afirmação de que a clorexidina é mais eficaz do que o placebo ou nenhum tratamento na prevenção de cáries ou na redução dos níveis de estreptococos mutans em crianças e adolescentes.[38]

Bowden GH (1996) analisou o efeito de várias formulações de clorexidina sobre os estreptococos mutans e a sua eficácia como adjuvante no controlo e prevenção de cáries. A revisão afirmou que, em pacientes com elevada atividade de cárie e elevadas contagens de estreptococos mutans, a clorexidina pode ser utilizada como adjuvante de outras medidas preventivas. A clorexidina administrada sob a forma de gel demonstrou ser eficaz no controlo e prevenção de cáries. As combinações de clorexidina com flúor podem ser ainda mais eficazes. Os dispositivos de libertação sustentada, como os vernizes, reduzem o número de estreptococos mutans na boca de um doente para níveis abaixo da deteção durante longos períodos, mas a sua eficácia na prevenção e controlo das cáries ainda não foi avaliada. A decisão de utilizar métodos microbiológicos para auxiliar o diagnóstico e a clorexidina para reduzir ou eliminar os estreptococos mutans cabe ao médico dentista.

Emilson CG (1994) analisou os efeitos da clorexidina como agente antimicrobiano contra a cárie. A revisão afirmou que, dos vários agentes antimicrobianos e métodos testados, a redução mais persistente dos estreptococos mutans foi conseguida com vernizes de clorexidina, seguidos de géis e elixires bucais. O melhor efeito clínico, resultando numa redução considerável das cáries, foi obtido quando as pessoas altamente colonizadas com estreptococos mutans foram tratadas com géis e quando os resultados das medidas antimicrobianas foram verificados por exame microbiológico.[40]

Ernst et al (1998) compararam dois bochechos comerciais de clorexidina (Chlorhexamed 0,1% e Corsodyl 0,2%) quanto aos seus efeitos sobre a placa dentária e a inflamação gengival, aos seus efeitos secundários (por exemplo, coloração dos dentes e irritação das mucosas) e à aceitação dos pacientes. Cento e trinta voluntários saudáveis foram distribuídos aleatoriamente em dois grupos de 65 cada. Cada voluntário tinha gengivite ou periodontite marginal crónica e utilizou o enxaguamento duas vezes por dia durante 4 semanas. O índice de hemorragia sulcular, o índice de placa aproximada, o índice gengival e um índice de descoloração foram medidos no início e, posteriormente, uma vez por semana. Os doentes foram questionados sobre as perturbações do paladar, a irritação da mucosa e a sua perceção do sabor do elixir bucal. Em ambos os grupos, após 4 semanas, as pontuações médias do índice de hemorragia sulcular, do índice de placa aproximada e do índice gengival tinham diminuído significativamente. O índice de descoloração tinha aumentado significativamente em ambos os grupos. Não se registaram diferenças estatisticamente significativas entre os dois elixires bucais em nenhuma destas medições. Não se registaram diferenças significativas nos efeitos secundários relatados pelos dois grupos. O estudo concluiu que o aumento da concentração de clorexidina não trouxe vantagens ou desvantagens clínicas.[41]

Citotoxicidade da clorexidina

Jones C.J. (1997) efectuou um estudo para examinar a citotoxicidade do digluconato de clorexidina nas células gengivais humanas. Os resultados mostraram que diferentes concentrações de clorexidina têm um efeito variável na morfologia celular. Afectou o crescimento celular, diminuindo a síntese proteica, e afectou a membrana plasmática, aumentando a permeabilidade, que foi avaliada pela libertação de ácido lático desidrogenase.[42]

Albert A et al (1962) examinaram o efeito de três elixires bucais comerciais (hexidina 0,2%, Listerine menta fresca, betadine 1%) na proliferação de fibroblastos gengivais humanos em cultura. Concluíram que a clorexidina, o Listerine e a iodopovidona são capazes de induzir uma redução dependente da dose na proliferação celular dos fibroblastos. [43]

Wade e Addy (1989) examinaram o efeito da clorexidina e do hipoclorito de sódio em células periodontais humanas cultivadas in vitro. Concluíram que a clorexidina e o hipoclorito de sódio podem causar um efeito prejudicial nos tecidos vitais. No entanto, o seu significado clínico tem de ser avaliado, uma vez que a concentração utilizada, o tempo de exposição ao agente e a área de superfície de exposição são factores importantes que afectam o resultado. [44]

Schiott et al (1976) realizaram um estudo para examinar as alterações induzidas pela clorexidina na produção de colagénio e de proteínas não colagénicas dos fibroblastos gengivais humanos. Concluíram que a clorexidina induzirá uma redução dependente da dose na proliferação celular. Essa concentração de clorexidina, que tem pouco efeito na proliferação celular, pode reduzir significativamente a produção de proteínas de colagénio e não colagénio dos fibroblastos gengivais humanos in vitro. [45]

Lang et al (1988) realizaram um estudo para elucidar se as reacções dos tecidos moles durante o tratamento com clorexidina poderiam estar associadas a medidas meticulosas de higiene oral. Os resultados sugerem que o tratamento intensivo com gel de clorexidina em moldeiras personalizadas combinadas com medidas meticulosas de higiene oral pode induzir efeitos tóxicos nas camadas superficiais da mucosa gengival. [46]

Utilização de clorexidina na mucosite

Ferretti et al (1987) examinaram a utilização de um elixir bucal de gluconato de clorexidina a 0,12% para profilaxia contra complicações orais em doentes que receberam transplantes de medula óssea. A utilização do elixir bucal com clorexidina produziu reduções na doença dos tecidos moles orais e na carga microbiana oral, incluindo uma diminuição significativa da mucosite oral e das infecções por Candida. Foi estudada a vantagem para os doentes submetidos a uma terapia antineoplásica intensiva e, potencialmente, para outros doentes imunocomprometidos susceptíveis a infecções orais.[47]

Ferretti et al (1990) avaliaram o enxaguatório bucal de digluconato de clorexidina a 0,12% (15 ml, três vezes por dia) num ensaio prospetivo, duplamente cego e aleatório, como profilaxia contra danos nos tecidos moles orais induzidos por terapia citotóxica. Foram avaliados setenta indivíduos, quarenta doentes internados a receber quimioterapia de alta dose e trinta doentes externos a receber radioterapia de cabeça e pescoço de alta dose. O enxaguatório bucal de clorexidina reduziu significativamente a incidência de mucosite oral no grupo de quimioterapia no dia 14 (p inferior a 0,02) e no seguimento de 1 semana no dia 28 (p inferior a 0,002). A mucosite nos doentes submetidos a quimioterapia que receberam clorexidina também se resolveu mais rapidamente. A gravidade da mucosite foi significativamente menor em comparação com o grupo de quimioterapia de controlo no 14º dia (p inferior a 0,03), no 21º dia (p inferior a 0,04) e no seguimento de 1 semana (p inferior a 0,02). Foram observadas tendências concomitantes na redução de estreptococos e leveduras orais no grupo de quimioterapia que recebeu bochechos com clorexidina. Embora não tenham sido observadas diferenças na mucosite oral entre os grupos de controlo e de clorexidina dos doentes submetidos a radioterapia de alta dose, também foram observadas reduções semelhantes da microflora oral às observadas na população de quimioterapia nos doentes submetidos a radioterapia que receberam clorexidina. Embora geralmente não seja significativo, observou-se um aumento dos bacilos gram-negativos nos doentes tratados com clorexidina nos grupos de quimioterapia e radioterapia, mas não houve correlação com o aumento da infeção sistémica. O enxaguatório bucal profilático com clorexidina reduz a mucosite oral e a carga microbiana em doentes com cancro submetidos a quimioterapia intensiva.[48]

Ferretti et al (1988) examinaram a utilização de um elixir bucal de digluconato de clorexidina para profilaxia contra complicações da mucosa oral em 51 doentes transplantados de medula óssea. A utilização do elixir bucal com clorexidina produziu reduções significativas na incidência e gravidade da mucosite oral. A mucosite também se resolveu mais rapidamente nos doentes que receberam clorexidina. Foram observadas reduções concomitantes nos estreptococos orais totais (p inferior a 0,02 - p inferior a 0,001) e na cândida oral (p inferior a 0,004) nos doentes que utilizaram clorexidina. A candidíase oral clínica persistente (aftas) foi observada em 15 dos 27 doentes do grupo de controlo (56%), mas apenas transitoriamente em dois (8%) dos 24 doentes que utilizaram clorexidina (p inferior a 0,001). Cinco dos 27 doentes do grupo de controlo (19%) tiveram candidemia, enquanto não foi observada candidemia no grupo da clorexidina (p inferior a 0,03). Ocorreram três mortes por candidíase disseminada no grupo placebo; nenhuma ocorreu nos doentes que receberam clorexidina. A utilização profiláctica de elixir bucal com clorexidina produz reduções na doença dos tecidos moles orais e na carga microbiana oral em doentes submetidos a transplante de medula óssea. As reduções da mucosite e das infecções orais por cândida observadas com o enxaguatório bucal profilático com clorexidina representam uma vantagem significativa para os doentes submetidos a transplante de medula óssea.[49]

Pitten et al (2003) randomizaram 47 pacientes para enxaguar com um produto à base de clorexidina (concentração de clorexidina 0,3%; $N=24$) ou com uma combinação de amina e fluoreto estanoso (grupo de controlo; $N=23$). Foi pedido aos doentes que enxaguassem três vezes por dia durante 30 s desde o início da quimioterapia até ao fim da leucopenia. Antes do enxaguamento, bem como durante e após a leucopenia, foram contadas as bactérias aeróbias e anaeróbias na cavidade oral. Ao mesmo tempo, os pacientes foram avaliados quanto à mucosite. No grupo à base de clorexidina, foi identificada uma diminuição significativa da flora bacteriana aeróbia ($P=0,042$) e anaeróbia ($P=0,008$). No grupo de controlo, os números de bactérias aeróbias e anaeróbias permaneceram inalterados ($P>0,05$). Quinze doentes do grupo à base de clorexidina apresentaram um aumento da proteína C-reactiva (PCR) >50 mg/L, em comparação com apenas oito doentes do grupo de controlo [odds ratio: 3,13, intervalo de confiança (IC) 0,82-12,39]. Nove doentes no grupo à base de clorexidina, mas apenas dois doentes no grupo de controlo, desenvolveram mucosite grave. Esta diferença foi estatisticamente significativa com um rácio de probabilidades de 6,30 (IC: 1,02-49,67). Como nem todos os 47 doentes desenvolveram leucopenia grave, foi efectuada uma análise separada para os doentes com <1000 leucócitos/µL durante um mínimo de três dias. Os resultados das contagens microbianas foram muito semelhantes, com uma clara redução no grupo da clorexidina e sem grandes alterações no grupo de controlo. Doze dos 15 doentes do grupo à base de clorexidina apresentaram uma PCR >50 mg/L, ao passo que apenas oito dos 15 doentes o fizeram no grupo de controlo, o que pode ser considerado como um risco ligeiramente elevado de aumento da PCR no primeiro grupo. Sete de 15 doentes desenvolveram mucosite grave no grupo à base de clorexidina, mas apenas dois de 15 doentes no grupo de controlo. Estas diferenças não foram significativas, mas os doentes tratados com o produto à base de clorexidina pareceram ter mais problemas com a inflamação das membranas mucosas orais, o que resultou numa pontuação elevada de mucosite e num aumento da PCR. Outros parâmetros, como a temperatura corporal ou a aplicação de antibióticos, não diferiram entre os dois grupos. Os autores concluíram que o tratamento com o produto à base de clorexidina não proporcionou um benefício clínico para os doentes em quimioterapia contra o cancro. Pelo contrário, o risco de mucosite e de sequelas clínicas parece aumentar, embora as contagens de microrganismos nas membranas mucosas orais sejam significativamente reduzidas.[50]

Wahlin (1989) estudou os efeitos dos bochechos com clorexidina como suplemento às medidas mecânicas de higiene oral em doentes a receber tratamento para a leucemia aguda. Vinte e oito pacientes foram divididos aleatoriamente em dois grupos. Durante dois períodos, em que os doentes estavam a tomar medicação para a leucemia, um grupo fez bochechos com uma solução de clorexidina a 0,2% duas vezes por dia e o outro grupo não fez. A clorexidina não teve efeitos de qualquer significado clínico em parâmetros como o número de dias com febre, o número de lesões orais, a pontuação da placa, a pontuação do sangramento gengival ou a ocorrência de candidíase. No entanto, verificou-se um aumento do número de doentes que apresentavam uma sensação de ardor na boca e uma tendência para o aumento do número de enterococos salivares, enterobactérias e/ou Pseudomonas nos doentes que lavaram com clorexidina. Os resultados do presente estudo não apoiam a utilização de bochechos com clorexidina em doentes que são capazes de manter uma boa higiene oral por meios mecânicos durante a sua doença.

9. COMPLICAÇÕES ORAIS NO CANCRO PEDIÁTRICO QUIMIOTERAPIA E O PAPEL DA CLOREXIDINA

Introdução

Os cancros são a segunda doença mais comum, a seguir às doenças cardiovasculares, em termos de número máximo de mortes no mundo.[52] A leucemia linfoblástica aguda (LLA) é o cancro infantil mais frequente, representando quase um terço de todos os cancros pediátricos...

Em todo o mundo, o número anual de novos casos de cancro infantil ultrapassa os 200 000 e mais de 80% destes são provenientes dos países em desenvolvimento.[53] Existe um pico acentuado de incidência de LLA nas crianças com idades compreendidas entre os 2 e os 3 anos. Devido a uma série de avanços no tratamento da LLA durante os últimos 20 anos, a taxa de sobrevivência das crianças tratadas para esta doença aproxima-se atualmente dos 80%.[54,55]

Idealmente, um agente quimioterapêutico deveria destruir apenas as células malignas. No entanto, infelizmente, ainda não estão disponíveis fármacos anticancerígenos com um efeito tão poupado nos tecidos normais e, por conseguinte, é inevitável a ocorrência de alguns danos nos tecidos normais, em especial naqueles em que normalmente ocorre uma rápida divisão celular.[56] As sequelas orais agudas resultantes das terapias contra o cancro são comuns nas crianças e a sua gravidade pode variar em função da dosagem da quimioterapia e do estado de saúde geral da criança. Estas sequelas podem

- limitar a capacidade da criança para tolerar a quimioterapia
- atrasar o tratamento, limitando assim a eficácia da quimioterapia[57]
- causar tanta dor e angústia à criança, que pode afetar a ingestão de alimentos, levando à desidratação e à malnutrição[58]
- conduzem à morbilidade e à redução da qualidade de vida[57]
- ter um impacto negativo no desenvolvimento psicológico da criança

Toxicidade de medicamentos citotóxicos

Atualmente, a quimioterapia anticancerígena consiste na utilização de fármacos (agentes citostáticos ou citotóxicos) que evitam a proliferação das células tumorais e/ou provocam a sua destruição, aproveitando o ciclo celular carateristicamente encurtado destas células. O principal problema deste tipo de tratamento é a falta de sensibilidade da maioria das substâncias medicamentosas antineoplásicas, uma vez que estas também actuam sobre células normais com um ciclo celular acelerado, como as células da medula óssea, os folículos pilosos e as células epiteliais do trato gastrointestinal.

Surgiram novos conceitos fisiopatológicos que caracterizam a mucosite oral como tendo uma fase inicial inflamatória/vascular, uma fase epitelial, uma fase ulcerativa/bacteriológica (pseudomembranosa) e uma fase de cicatrização.[60]

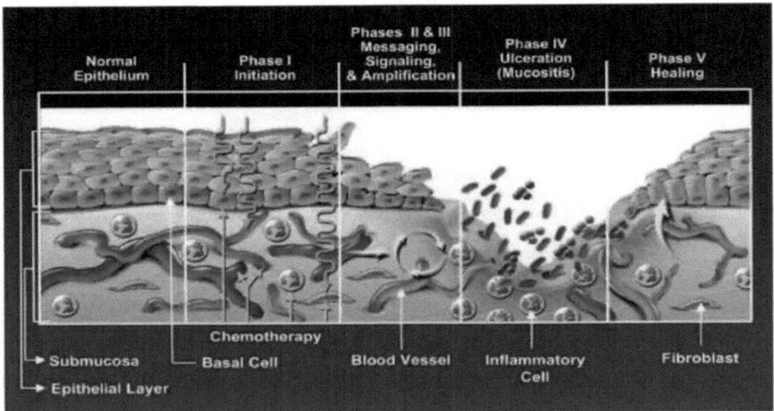

Efeitos secundários orais da quimioterapia

As complicações orais mais comuns observadas após a quimioterapia são a mucosite, as infecções, as alterações neurológicas e dentárias, a disgeusia, a hiposialia e a xerostomia (boca seca), a tendência para a hemorragia e o desenvolvimento de osteonecrose. Os tecidos moles dos lábios, a mucosa oral, a língua, o palato mole e a mucosa faríngea são as zonas mais afectadas.

Recomendações para os cuidados orais e dentários

Os objectivos de um exame dentário/oriental antes do início da terapia contra o cancro são triplos .[61,62]

- Identificar e estabilizar ou eliminar fontes existentes e potenciais de infeção e irritantes locais na cavidade oral - sem atrasar desnecessariamente o tratamento do cancro ou induzir complicações
- Comunicar com a equipa de oncologia sobre o estado da saúde oral do doente, o plano e o calendário do tratamento, e
- Educar o paciente e os pais sobre a importância de cuidados orais óptimos, de modo a minimizar os problemas/desconfortos orais antes, durante e após o tratamento e sobre os possíveis efeitos agudos e a longo prazo da terapia na cavidade oral e no complexo craniofacial.

S Para as unidades dentárias pediátricas que trabalham com um centro oncológico, deve existir um mecanismo de notificação para os novos pacientes.

S Todas as crianças devem ser submetidas a uma avaliação dentária aquando do diagnóstico de cancro, se possível, antes do início do tratamento oncológico

S A avaliação dentária inicial deve ser efectuada por um dentista pediátrico ou por um higienista dentário

J Se for necessário qualquer tratamento dentário invasivo, este deve ser efectuado por um dentista consultor ou por um dentista pediátrico especializado, conforme o caso

Abordagens para a prevenção e gestão da mucosite

Embora muitas intervenções utilizadas para o tratamento ou prevenção da mucosite tenham algumas provas que apoiam a sua utilização, nenhuma intervenção foi conclusivamente validada pela investigação. São utilizados muitos tratamentos diferentes para prevenir ou tratar a mucosite. Para ajudar na discussão dos resultados, estas intervenções foram categorizadas sob os seguintes títulos;

- Intervenções para reduzir a toxicidade das mucosas dos medicamentos de quimioterapia
- Anti-sépticos
- Anti-inflamatório
- Bochechos multiagentes
- Agentes imunomoduladores
- Anestésicos tópicos
- Agentes antibacterianos, antifúngicos e antivirais
- Barreiras mucosas e agentes de revestimento
- Citoprotectores
- Analgésicos
- Estimulantes das células da mucosa

O papel da clorexidina como agente preventivo/terapêutico nas complicações orais induzidas pela quimioterapia

O gluconato de clorexidina tem sido intensamente investigado quanto à sua eficácia profiláctica e terapêutica na mucosite oral.

Embora o potencial da clorexidina aquosa para controlar a mucosite oral associada à quimioterapia tenha sido relatado por alguns estudos[63,64] , alguns ensaios aleatórios não conseguiram confirmar os efeitos postulados da clorexidina.[65-69] As diferenças nos resultados relatados da clorexidina na mucosite induzida pela quimioterapia podem dever-se a diferenças no desenho do estudo, no tamanho da amostra em cada ensaio, na higiene oral variável nos estudos e na adesão variável aos enxaguamentos orais.

Além disso, foi relatado o aparecimento de infecções causadas por bacilos gram-negativos apesar dos elixires de clorexidina, o desconforto induzido pelos elixires e a interferência com o efeito antifúngico da nistatina.[69-72]

Levy-Polack et al em 1998[72] avaliaram um protocolo preventivo diário em leucemia que consistia em: (i) eliminação da placa bacteriana, (ii) aplicação de um elixir bucal com uma solução não alcoólica de clorexidina a 0,12%, e (iii) aplicação tópica de iodopovidona, seguida de "swish and swallow" com nistatina 500.000 unidades. Os seus resultados revelaram uma melhoria significativa da higiene oral e uma diminuição significativa da incidência de mucosite de grau 2 e de candidíase oral.

Dodd et al, em 2000[73] , concluíram que a clorexidina pode não ser mais eficaz do que a água na redução da mucosite e sugeriram que o colutório com sal e soda é mais barato e tão eficaz como a clorexidina ou um colutório que contenha lidocaína, Maalox e Benadryl.

Assim, o benefício potencial do enxaguamento profilático com clorexidina pode ser o controlo dos níveis de placa bacteriana, gengivite, redução do risco de cárie e candidíase orofaríngea, em vez de qualquer efeito direto na mucosite oral.

Foram considerados aceitáveis para as crianças.[74]

A mucosite oral é considerada um dos principais efeitos secundários debilitantes da terapia do cancro (quimioterapia e radioterapia). É definida como a inflamação dolorosa e a ulceração das membranas mucosas orais.[79] Esta inflamação e ulceração dolorosas causam desconforto que torna difícil para os doentes afectados comer, engolir, falar ou realizar medidas de higiene oral. Estes efeitos, por sua vez, podem resultar em perda de peso, desidratação e risco de infecções orais. A mucosite oral pode também limitar as doses e interferir com o calendário dos ciclos de tratamento do cancro, que têm de ser adiados até que o doente esteja suficientemente bem para comer e beber e, assim, enfrentar mais tratamentos contra o cancro. A mucosite oral também afecta a qualidade de vida dos doentes e o seu estado de espírito.[80-82] Estas complicações resultam num prolongamento do internamento hospitalar, o que impõe restrições financeiras e de pessoal aos hospitais e aos sistemas de saúde.[83,84]

Os cuidados orais de rotina são importantes para reduzir a incidência e a gravidade das sequelas orais que surgem devido à quimioterapia. Uma higiene oral agressiva deve ser efectuada durante todo o período de tratamento, independentemente do estado hematológico do doente.[85,51] Uma falsa crença comum entre muitos profissionais de medicina dentária e médicos é que a escovagem dos dentes aumenta o risco de bacteriemia e hemorragia, e defendem a interrupção da higiene oral com uma escova de dentes normal quando a criança está trombocitopénica e/ou neutropénica. A trombocitopenia não deve ser o único fator determinante da higiene oral, uma vez que os doentes são capazes de escovar os dentes sem sangrar com níveis muito diferentes de contagem de plaquetas. [86]Além disso, há provas de que os doentes que fazem cuidados orais intensivos têm um risco reduzido de desenvolver mucosite moderada/grave, sem causar um aumento da septicemia e das infecções na cavidade oral.[85,87-88]

Vários estudos mencionados anteriormente provaram que a utilização regular (programada) de um protocolo de cuidados orais básicos, que consiste na escovagem, no uso do fio dental, no enxaguamento e na hidratação, antes, durante e após o curso da quimioterapia, desempenha o papel mais importante na redução da incidência e da gravidade da mucosite. Os chamados enxaguamentos orais suaves, como o soro fisiológico e o bicarbonato de sódio a 0,9% e uma mistura de soro fisiológico e bicarbonato de sódio, não têm propriedades biológicas activas conhecidas, mas contribuem para a higiene oral e o conforto oral quando utilizados no âmbito de protocolos de cuidados orais. As misturas típicas contêm uma colher de chá de sal ou bicarbonato de sódio por litro de água. Qualquer um destes enxaguamentos pode ser administrado à temperatura ambiente ou refrigerado, e todos são baratos. Os doentes devem ser instruídos a tomar uma colher de sopa do enxaguamento, a bochechar na cavidade oral durante pelo menos 30 segundos e a expetorar. Os enxaguantes soltam os detritos e ajudam na hidratação oral. O bicarbonato de sódio reduz a acidez dos fluidos orais, dilui o muco acumulado, 89-93

e desencoraja a colonização por leveduras. -

A clorexidina, utilizada como antissético, parece promissora na redução da carga microbiana oral. As complicações mais importantes associadas à mucosite em doentes onco-hematológicos submetidos a quimioterapia mielossupressora são as infecções associadas a bacteriémia e sépsis devidas a bacilos Gram negativos, como a E-coli e a Pseudomonas aeroginosa, leveduras da espécie Candida e cocos Gram positivos, como os estafilococos coagulase negativos e o Sterptococcus viridians.[94] Se a colonização microbiana intensifica de facto o processo inflamatório, as intervenções terapêuticas que reduzem a concentração de microrganismos nas superfícies orofaríngeas podem ajudar a reduzir a lesão da barreira mucosa induzida pela quimioterapia citotóxica e, consequentemente, atenuar o desenvolvimento da mucosite oral.

A investigação sobre a utilização de colutórios com clorexidina na prevenção ou no tratamento da mucosite oral apresentou resultados contraditórios, provavelmente devido a uma variação significativa nos desenhos dos estudos, nas amostras, na doença subjacente e nas medidas de resultados, bem como à comunicação incompleta dos componentes dos colutórios, em particular do álcool, da concentração de clorexidina e da frequência, e do facto de o colutório ter ou não sido incorporado no protocolo de cuidados orais. Vários estudos demonstraram que a clorexidina tem

- tem sido benéfico como agente antiplaca e antigengivite,
- diminuição significativa das contagens de estreptococos orais e de candidíase,
- e, por conseguinte, uma diminuição significativa da incidência e da gravidade da mucosite.
- No entanto, alguns estudos relataram os seguintes efeitos com a clorexidina
- Maior incidência de mucosite ulcerosa quando comparado com o elixir bucal de bicarbonato de sódio,
- Aumento dos bacilos gram-negativos.

Nenhuma diretriz recomenda o colutório de clorexidina como único agente de prevenção e tratamento da mucosite oral. No entanto, é de salientar que a clorexidina é benéfica quando incorporada num protocolo regular de cuidados orais, que inclui a escovagem dos dentes, a hidratação e a utilização de outros colutórios suaves para crianças submetidas a quimioterapia, especialmente no tratamento da gengivite e do controlo da placa bacteriana, duas doenças orais comuns nestes doentes, devido à sua incapacidade de manter uma boa higiene oral à medida que o regime de quimioterapia progride.

10. CONCLUSÃO

- O período de quimioterapia na vida de uma criança com leucemia linfoblástica aguda é uma altura em que a criança fica imunocomprometida e, como resultado, há um aumento dos riscos associados de infecções localizadas e disseminadas resultantes da colonização da microflora oral e de danos nos tecidos orais.

- O papel de um dentista pediátrico, embora muito importante na equipa de oncologia, não tem sido levado a sério em vários institutos de cancro, especialmente na Índia, o que é evidente pelo facto de não estar a ser aconselhado e reforçado nenhum protocolo específico de cuidados orais entre as crianças submetidas a quimioterapia.

- Deve ser dada importância aos protocolos preventivos, aos métodos corretos de higiene oral, aos hábitos alimentares e à intervenção terapêutica adequada sempre que necessário. Devem ser realçados os efeitos deletérios envolvidos na ingestão de alimentos não saudáveis pelas crianças e a potencial carcinogenicidade dos medicamentos pediátricos e dos suplementos nutricionais.

- O elixir bucal de clorexidina não alcoólico como agente único pode não ser benéfico na prevenção ou controlo da estomatite em doentes pediátricos submetidos a quimioterapia. No entanto, em conjunto com um protocolo preventivo de cuidados orais regularizados, a clorexidina pode ser aconselhável pelas suas propriedades antiplaca e antigengivite, de modo a aumentar as medidas de higiene oral.

11. BIBLIOGRAFIA

1. Schroeder H.E. Formation and inhibition of dental calculus (Formação e inibição do cálculo dentário). Stuttgart: Hans Huber. 1969.129-162.

2. Loe H, Schiott CR. O efeito da supressão da microflora no desenvolvimento da placa dentária e da gengivite. In: Dental Plaque, ed. McHugh, W.D., Edinburgh: Livingstone:1970:pp.247-255

3. Albert A & Sargeant E.R. In: Ionization constants of acids and bases.London: Methuen. 1962. p.173.

4. Imfeld T. Goma de mascar com clorexidina: Documentação clínica. Schweiz Monatsschr Zahnmed 2006; 116: 476-483.

5. Jones CG. Clorexidina: ainda é o padrão ouro? Periodontologia 2000 1997;15:55-62.

6. Gjermo P. Chlorhexidine and related compounds. J Dent Res1989; 68:16041605.

7. Loe H, Schiott CR. O efeito dos elixires bucais e da aplicação tópica de clorexidina no desenvolvimento da placa dentária e da gengivite no homem. J Periodontal Res 1970;5:79-83.

8. Gjermo P. Chlorhexidine in dental practice. J Clin Periodontol 1974; 1: 143152.

9. Flotra L, Gjermo P, Rolla G, Waerhaug J. Side effects of chlorhexidine mouthwashes. Scand JDentRes.1971;79:119-25.

10. Francis, J. R., Hunter, B. & Addy, M. (1987b) A comparison of three delivery methods of chlorhexidine in handicapped children. I. Efeitos na placa bacteriana, gengivite e manchas nos dentes. Journal ofPeriodontal Research 58, 451-455.

11. Kalaga, A., Addy, M. & Hunter, B. (1989a) Comparação da administração de clorexidina por elixir bucal e spray na acumulação de placa bacteriana. Journal of Periodontology 60, 127-130.

12. Yates R, Jenkins S, Newcombe R, Wade W, Moran J, Addy M. A 6-month home usage trial of a 1% chlorhexidine toothpaste (I) Effects on plaque, gingivitis, calculus and toothstaining. J of Clin Periodontol 1993 Feb;20(2):130-138.

13. Flotra L, Gjermo P, Rolla G, Waerhaug J. Side effects of chlorhexidine mouthwashes. Scandinavian J of Dent Res. 1971a;79:119-125.

14. Sissons CH, Wong L, Cutress TW. Inibição do etanol no crescimento de biofilme e placas dentárias dispersas em microcosmos. Arch Oral Biol 1996;41:27- 34.

15. Bahna P, Hanna HA, Dvorak T, Vaporciyan A, Chambers M, Raad I. Antiseptic effect of a novel alcohol free mouthwash: a convenient prophylactic alternative for high-risk patients. Oral Oncol 2007; 43: 159-64.

16. Teki K, Bhat R. Análise da composição dos produtos de higiene oral disponíveis no mercado indiano Parte I: elixires. Int J of Adv Res in Pharmaceut & Bio Sci 201;2(3):338-347.

17. Trevisani M, Smart D, Gunthorpe MJ, Tognetto M, Barbieri M, Campi B, et al. O etanol provoca e potencia as respostas dos nociceptores através do recetor vanilóide-1.Nat Neurosci 2002; 5: 546-51.

18. Burket. Medicina Oral. In: Epstein J, Wall IVD. Oral Cancer.11th ed. Ontário: Elsevier 2008; pp 154.

19. Madan Kumar PD, Sequeira PS, Shenoy K, Shetty J. O efeito de três elixires bucais na mucosite oral induzida pela radiação em doentes com neoplasias malignas da cabeça e do pescoço: Um ensaio de controlo aleatório. J Can Res Ther 2008; 4:3-8.

20. ADA. Divisão de Comunicações. Síndrome da boca ardente. J Am Den Assoc 2005; 136: 1191.

21. Sem autor. Para o paciente dentário. O que deve saber sobre o mau hálito. J Am Dent Assoc 2003; 134: 135.

22. Brecx M, Netuschil L, Hoffmann T. Como selecionar os colutórios corretos na terapia periodontal. Parte II. Utilização clínica e recomendações. Int J Dent Hygiene 2003;1:188-194.

23. Van Zyl AW, Heerden V. Colutório: uma análise dos profissionais de saúde da África do Sul. SA Fam Pract 2010;52(2):121-127.

24. Mandel I.D. Chemotherapeutic agents for controlling plaque and gingivitis. J Clin Periodontol. 1988;15:488-498.

25. Loe H, Schiott CR. The effect of suppression of the microflora upon the development of dental plaque and gingivitis. In:Dental plaque, 1970, ed. MvHugh,W.D.Edinburgh:Livingstone. pp.247-255.

26. Schiott CR. Efeito da clorhexidina na microflora da cavidade oral. J of Per Res. 1973 Dec;8(s12):7-10.

27. Bonesvoll P. Farmacologia oral da clorhexidina. J of Clin Perio 1977 Dec;4(5):49-65.

28. Schiott, C. R., W. W. Briner, J. J. Kirkland, e H. I.o "e.. Dois anos de utilização oral de

clorhexidina no homem. III. Alterações na sensibilidade da flora salivar. J Peridontal Res. 1976;11:153-157.

29. Lang NP, Hotz P, Graf H, Geering AH, Saxer UP, Sturzenberger OP, McKel Ah Efeito do enxaguamento bucal supervisionado com clorexidina em crianças J Periodontol Res 1982; 17:101-111

30. Weitzman SN, Weitberg AB, Niederman R, Stossel TP Tratamento crónico com peróxido de hidrogénio: é seguro? J Periodontol 1984;55:510-

31. Etemadzadeh H Ainamo J Falta de eficácia anti-placa dos elixires bucais de 2-sanguinarina J Clin Periodontol 1987;14:176-180

32. Francis JR, Hunter B, Addy m Uma comparação de três métodos de administração de clorexidina em crianças deficientes J Periodontol 1987;58:451-455

33. De La Rossa M, Sturzenberger OP, Moore DJ A utilização de clorhexidina no tratamento da gengivite em crianças J Periodontol 1987;59:387-389

34. Nuuja T, Mcruman JH, Nurtmaa H, Kortalainen S, Metteri J O efeito de uma combinação de diacetato de clorexidina, fluoreto de sódio e xilitol no peso húmido da placa bacteriana e nas pontuações do índice periodontal em cadetes da academia militar, abstendo-se de limpeza mecânica dos dentes durante períodos experimentais de 7 dias J Clin Periodontol 1992;19:73-76

35. Jenkins S, Addy M, Newcombe RG Uma comparação entre as formulações de bochechos com cloreto de cetilpiridínio, triclosan e clorexidina quanto ao efeito no recrescimento da placa bacteriana J Clin Periodontol 1994;21:441-444

36. Jenkins S Dose de resposta da clorexidina contra a placa bacteriana e comparação com o triclosan J of Clin periodontal 1994 May 21(4):250-255

37. Frencken JE, Imazato S, Toi C et al Efeito antibacteriano do cimento de ionómero de vidro contendo clorexidina in vivo: um estudo piloto Caries Res 2007;41:102-107

38

39. Bowden GH. Cáries de estreptococos mutans e clorexidina. J Can Dent Assoc. 1996 Sep;62(9):700,703-707.

40. Emilson CG. Potencial eficácia da clorexidina contra os estreptococos mutans e a cárie dentária humana. Journal of Dental Research 1994. Sep;73(3):682-691.

41. Ernst CP, Prockl K, Willershausen B. A eficácia e os efeitos secundários de bochechos com

clorexidina a 0,1% e 0,2%: um estudo clínico. Quintessence Int 1998 Jul;29(7):443-448.

42. Jones CJ.(1997). Chlorhexidine:is it still the gold standard? In:Addy M e Moran JM, eds. Toothpaste, mouthrinse and other topical remedies in periodontics. Periodontologia 2000;15:55-62.

43. Albert A, Sargeant ER. (1962). In: Ionization constants of acids and bases. Londres: Methuen, p.173.

44. Wade W & Addy M. Invitro activity of a chlorhexidine containing mouthrinse against subgingival bacterial. J of Periodontol 1989;60:521-525.

45. Schiott CR, Loe H, Briner WN. Dois anos de utilização de clorhexidina no homem. IV: Efeito em vários parâmetros médicos. J of Periodontal Res 1976;11:158-164.

46. Lang NP, Catalanotto PA, Knopfli RU, Antczak AAA. Alteração do sabor específico da qualidade após a aplicação de bochechos de gluconato de clorexidina. J of Clin Periodontol 1988;15:43-48.

47. Ferretti GA, Ash RC, Brown AT, Largent BM, Kaplan A, Lillich TT. Chlorhexidine for prophylaxis against oral infections and associated complications in patients receiving bone marrow transplants. J Am Dent Assoc 1987 Apr;114(4):461-467.

48. Ferretti GA, Raybould TP, Brown AT, Macdonald JS, Greenwood M, Maruyama Y, Geil J, Lillich TT, Ash RC. Chlorhexidine prophylaxis for chemotherapy and radiotherapy-induced stomatitis: a randomized double-blind trial. Oral Surg Oral Med Oral Pathol. 1990 Mar;69(3):331-338.

49. Ferretti GA, Ash RC, Brown AT, Parr MD, Romond EH, Lillich TT. Control of oral mucositis and candidiasis in marrow transplantation: a prospective, double-blind trial of chlorhexidine digluconate oral rinse. Bone Marrow Transplant. 1988 Sep;3(5):483-493.

50. Pitten EA, Kiefer T, Buth C, Doelken G, Kramer A. Os doentes com cancro com leucopenia induzida por quimioterapia beneficiam de um enxaguamento oral anti-sético à base de clorexidina? Um estudo controlado, em dupla ocultação, aleatório e em bloco. J of Hosp Infec. 2003 Apr;53(4):283-291.

51. Wahlin YB. Effects of chlorhexidine mouthrinse on oral health in patients with acute leukemia. Oral Surg Oral Med Oral Pathol. 1989 Sep;68(3):279- 287.

52. Jemal A, Siegel R, Ward E, Murray T, Xu J, Thun MJ. Estatísticas do cancro 2007. CA Cancer J Clin 57, 43-66

53. OMS. O impacto do cancro no seu país (Índia). Disponível em: http://www.who.int/infobase/report.aspx?

54. Dinshaw KA, Shastri SS, Kurkure AP, Nandakumar A, editores. Cancer Awareness, Prevention and Control: Strategies for South Asia. Genebra: UICC Publications; 2006

55. Choudary P. Indian Pediatrics and Child Survival (Pediatria Indiana e Sobrevivência Infantil). Indian Pediatr 2007; 44: 567-8

56. Ylgenly T, Oren H, Uysal K. Os efeitos agudos da quimioterapia na cavidade oral: prevenção e tratamento. Turkish J Cancer 2001;31:93-105.

57. Fonseca MA. Cuidados dentários do doente oncológico pediátrico. Odontopediatria 2004;26:1.

58. Kostler WJ, Hejna M, Wenzel C, Zielinski CC. Mucosite oral complicando a quimioterapia e/ou radioterapia: opções de prevenção e tratamento. A Cancer Journal for Clinicians Sep/Oct 2001;51(5):290-315.

59. Lopez-Galindo MP, Bagan JV, Jimenez-Soriano Y, Alpiste F, Camps C. Avaliação clínica do estado dentário e periodontal num grupo de doentes oncológicos antes da quimioterapia. Med Oral Patol Oral Cir Bucal. 2006;11:E17- 21

60. Sonis ST. Mucosite como um processo biológico: uma nova hipótese para o desenvolvimento de estomatotoxicidade induzida por quimioterapia. Oral Oncol 1998;34:39-43

61. da Fonseca MA. Complicações orais e craniofaciais a longo prazo após transplante pediátrico de medula óssea. Pediatr Dent 2000;22(1):57-62.

62. Hong CH, daFonseca M. Considerações sobre a população pediátrica com cancro. Dent Clin N Am 2008;52(1):155-81.

63. Ferretti GA, Ash RC, Brown AT, Parr MD, Romond EH, Lillich TT. Control of oral mucositis and candidiasis in marrow transplantation: a prospective, double-blind trial of chlorhexidine digluconate oral rinse. Bone Marrow Transplant 1988;3:483-493.

64. Ferretti GA, Ash RC, Brown AT, Largent BM, Kaplan A, Lillich TT. Chlorhexidine for prophylaxis against oral infections and associated complications in patients receiving bone marrow transplants. J Am Dent Assoc 1987;114:461-467.

65. Ferretti GA, Raybould TP, Brown AT, et al. Chlorhexidine prophylaxis for chemotherapy- and radiotherapy-induced stomatitis: a randomized doubleblind trial. Oral Surg Oral Med Oral

Pathol 1990;69:331-338.

66. Weisdorf DJ, Bostrom B, Raether D, et al. Oropharyngeal mucositis complicating bone marrow transplantation: prognostic factors and the effect of chlorhexidine mouth rinse. Bone Marrow Transplant 1989;4:89-95.

67. Wahlin YB. Effects of chlorhexidine mouthrinse on oral health in patients with acute leukemia. Oral Surg Oral Med Oral Pathol 1989;68:279-287.

68. Spijkervet FK, van Saene HK, Panders AK, et al. Effect of chlorhexidine rinsing on the oropharyngeal ecology in patients with head and neck cancer who have irradiation mucositis. Oral Surg Oral Med Oral Pathol 1989;67:154- 161.

69. Foote RL, Loprinzi CL, Frank AR, et al. Ensaio aleatório de um elixir bucal de clorexidina para aliviar a mucosite induzida pela radiação. J Clin Oncol 1994;12:2630-2633.

70. Raybould TP, Carpenter AD, Ferretti GA, et al. Emergência de bacilos gram-negativos na boca de receptores de transplante de medula óssea que utilizaram bochechos com clorexidina. Oncol Nurs Forum 1994;21:691-696.

71. Barkvoll P, Attramadal A. Effect of nystatin and chlorhexidine digluconate on Candida albicans. Oral Surg Oral Med Oral Pathol 1989;67:279-281.

72. Levy-polack MP, Brennan MT, Kent ML et al. Incidência de complicações orais e aplicação de um protocolo preventivo em crianças com leucemia aguda. Spec Care Dentist 1998;18:189-193

73. Dodd MJ, Dibble SL, Miaskowski C et al. Ensaio clínico aleatorizado sobre a eficácia de 3 elixires bucais comummente utilizados no tratamento da mucosite induzida pela quimioterapia. Oral Surg Oral Med Oral Pathol Oral Radiol Endod 2000;90:39-47

74. Cheng KK. Children's acceptance and tolerance of chlorhexidine and benzydamine oral rinses in the treatment of chemotherapy induced oropharyngeal mucositis. Eur J Oncol Nurs 2004;8:341-349

75. Cheng KKF, Molassiotis A, Chang AM, Wai WC, Cheung SS. Avaliação de um protocolo de intervenção de cuidados orais na prevenção da mucosite oral induzida pela quimioterapia em doentes pediátricos com cancro. Eur J of Can 2001;37:2056-2063.

76. Costa EM, Fernandes EZ et al. Avaliação de um protocolo preventivo oral em crianças com leucemia linfoblástica aguda. Pesqui Odontol Bras 2003;17(2):147-150.

77. Cheng KKF, Molassiotis A, Chang AM. Uma intervenção de protocolo de cuidados orais para prevenir a mucosite oral induzida pela quimioterapia em doentes pediátricos com cancro: um estudo piloto. Eur J of Oncol Nurs 2003;6(2):66-73.

78. Choi SE, Kim HS. Solução de bicarbonato de sódio versus colutório de clorexidina nos cuidados orais de doentes com leucemia aguda submetidos a quimioterapia de indução: um ensaio aleatório controlado. Asian Nurs Res 2012;6:60-66.

79. Sonis ST, Elting LS, Keefe D, Peterson DE, Schubert M, Hauer-Jensen M, et al. Perspectivas sobre a lesão da mucosa induzida pela terapia do cancro: patogénese, medição, epidemiologia e consequências para os doentes. Cancer 2004;100(9 Suppl.):1995-2025.

80. de GA, de Leeuw RJ, Ros WJ, Hordijk GJ, Battermann JJ, Blijham GH, et al. A prospective study on quality of life of laryngeal cancer patients treated with radiotherapy. Head Neck 1999;21(4):291-6.

81. Dodd MJ, Dibble S, Miaskowski C, Paul S, Cho M, MacPhail L, et al. A comparison of the affective state and quality of life of chemotherapy patients who do and do not develop chemotherapy-induced oral mucositis. J Pain Symptom Manage 2001;21(6):498-505.

82. List MA, Siston A, Haraf D, Schumm P, Kies M, Stenson K, et al. Quality of life and performance in advanced head and neck cancer patients on concomitant chemoradiotherapy: a prospective examination. J Clin Oncol 1999;17(3):1020-8.

83. Peterman A, Cella D, Glandon G, Dobrez D, Yount S. Mucositis in head and neck cancer: economic and quality-of-life outcomes. J Natl Cancer Inst Monogr 2001;45-51.

84. Elting LS, Cooksley CD, Chambers MS, Garden AS. Risk, outcomes, and costs of radiation-induced oral mucositis among patients with head-and-neck malignancies. Int J Radiat Oncol Biol Phys 2007;68(4):1110-20.

85. Schubert MM, Epstein JB, Peterson DE. Complicações orais da terapia do cancro. In: Yagiela JA, Neidle EA, Dowd FG, eds. Pharmacology and therapeutics for dentistry (Farmacologia e terapêutica para medicina dentária). 4th ed. St. Louis: Mosby-Year Book INC;1998:644-655.

86. Bavier AR. Gestão de enfermagem das complicações orais agudas do cancro. Conferência de desenvolvimento de consensos sobre complicações orais das terapias do cancro: diagnóstico, prevenção e tratamento. NCI Monogr. 1990;9:123-128.

87. Epstein JB, Schubert MM. Oral mucositis in myelosuppressive cancer therapy. Oral Surg

Oral Med Oral Pathol Oral Radiol Endod. 1999;88:273-276.

88. Borowski B, Benhamou E, Pico JL, Laplanche A, Marginaud JP, Hyat M. Prevenção da mucosite oral em pacientes tratados com quimioterapia de alta dose e transplante de medula óssea: Um ensaio aleatório controlado que compara dois protocolos de cuidados dentários. Eur J Cancer, B, Oral Oncol. 1994;30B:93-97.

89. Dodd MJ, Dibble SL, Miaskowski C, MacPhail L, Greenspan D, Paul SM, et al. Ensaio clínico aleatório sobre a eficácia de 3 elixires normalmente utilizados para tratar a mucosite induzida pela quimioterapia. Oral Surg oral med oral pathol 2000;90(1):39-47.

90. Eilers J, Epstein JB. Avaliação e medição da mucosite oral. Seminários em Enfermagem Oncológica 2004;20:22-29.

91. Rubenstein EB, Peterson DE, Schubert M, Keefe D, McGuire D, Epstein J. Clinical practice guidelines for prevention and treatment of cancer-therapy induced oral and gastrointestinal mucositis. Cancer 2004;100(9):2026-2046.

92. Scully C, Sonis S, Diz PD. Mucosite oral. Oral Diseases 2006;12(3):229-241.

93. Shih A, Miaskowski C, Dodd MJ, Stotts NA, MacPhail L. A research review of the current treatments for radiation induced oral mucositis in patients with head and neck cancer. Oncol Nurs Forum 2002;29(7):1063-1078.

94. Micozzi A, Cartoni C, Monaco M, Martino P, Zittoun R, Mandelli F. Elevada incidência de complicações gastrointestinais infecciosas observadas em doentes com leucemia mieloide aguda que recebem quimioterapia intensiva para a primeira indução de remissão. Support Care Cancer 1996;4:294-297.

95. Raether D, Walker PO, Bostrum B, Weisdorf D. Eficácia da clorhexidina oral na redução da estomatite numa população pediátrica de transplante de medula óssea. Pediatric Dentistry 1989 Mar;11(1):37-42.

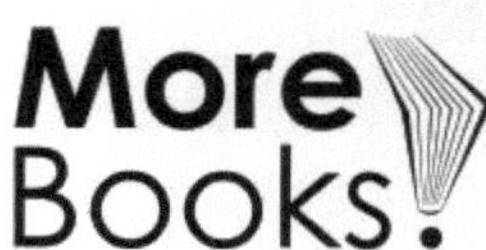

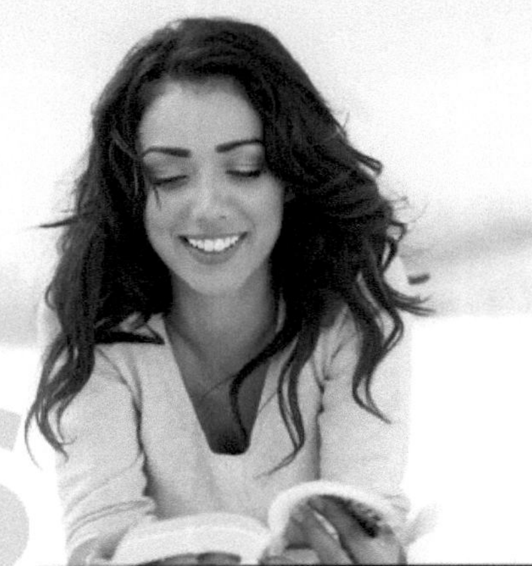

yes
I want morebooks!

Buy your books fast and straightforward online - at one of world's fastest growing online book stores! Environmentally sound due to Print-on-Demand technologies.

Buy your books online at
www.morebooks.shop

Compre os seus livros mais rápido e diretamente na internet, em uma das livrarias on-line com o maior crescimento no mundo! Produção que protege o meio ambiente através das tecnologias de impressão sob demanda.

Compre os seus livros on-line em
www.morebooks.shop

info@omniscriptum.com
www.omniscriptum.com

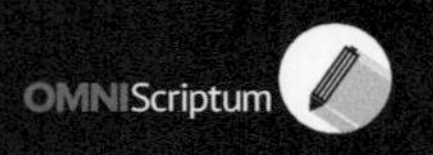

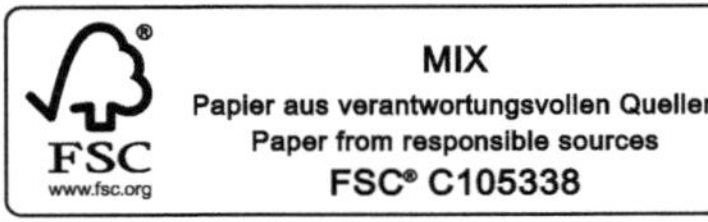

Printed by Books on Demand GmbH, Norderstedt / Germany